Dr. Reinhard Friedl

EIN ARZT FÜR JEDE WELLE

GOLDMANN

DR. REINHARD FRIEDL
mit Shirley Michaela Seul

EIN ARZT FÜR JEDE WELLE

Kreuzfahrt zwischen Lebensgefahr und Liebeskummer, vom Nordkap bis New York

Ein Schiffsarzt erzählt

GOLDMANN

MIX
Papier | Fördert gute Waldnutzung
FSC® C014496

Penguin Random House Verlagsgruppe FSC® N001967

1. Auflage
Originalausgabe Juli 2025

Neumarkter Str. 28, 81673 München
produktsicherheit@penguinrandomhouse.de
(Vorstehende Angaben sind zugleich
Pflichtinformationen nach GPSR)

Redaktion: Eckard Schuster
Umschlag: Uno Werbeagentur, München
Umschlagmotiv: FinePic®; München, Autorenfoto: Reinhard Friedl
Satz: Uhl + Massopust, Aalen
Druck und Bindung: GGP Media GmbH, Pößneck
Printed in Germany
IJ · CF
ISBN 978-3-442-14316-0

www.goldmann-verlag.de

Viel zu spät begreifen viele
die versäumten Lebensziele.
Freude, Schönheit der Natur,
Gesundheit, Reisen und Kultur.
Darum, Mensch, sei zeitig weise!
Höchste Zeit ist's! Reise, reise!

Wilhelm Busch zugeschrieben

Die in diesem Buch beschriebenen Patientenschicksale basieren auf wahren Begebenheiten. Angaben zu Personen wie Geschlecht, Alter, Lebensumstände sowie Dialoge und Orte der Handlung wurden verändert. Ähnlichkeiten mit lebenden oder verstorbenen Menschen sind rein zufällig und nicht beabsichtigt. Dies ist auch kein medizinisches Lehrbuch. Das Stellen einer Diagnose und das Durchführen einer Therapie können ausschließlich durch einen Arzt erfolgen.

Für Daniela, deren blaues Herz
nach jedem Sturm wieder Segel setzt

Inhalt

Prolog: Klar zur Wende

Alle Menschen haben einen Traum vom Leben. In unserer Kindheit ist er noch ganz groß, und wir möchten Fußballer werden, Popstar, Rennfahrerin, Zirkusclown, Fußballprofi oder Lokomotivführerin. Die meisten vergessen ihre Träume unterwegs, das Leben hatte andere Pläne. So war es auch bei mir.

Bis an einem Nachmittag vor einigen Jahren wie aus einer tiefen Narkose ein alter Traum in mir erwachte. Nach einem langen und kräftezehrenden Eingriff am Herzen eines Mannes in meinem Alter vibrierte mein Handy, just in dem Moment, als ich mich in der Umkleide aus der grünen OP-Kluft schälte. Eine befreundete Herzchirurgin schickte mir per SMS eine Annonce, die an ihrer Klinik an die OP-Tür gepinnt war:

> *Suche Job für Freitagnachmittag und Samstagvormittag.*
> *Pro Tag 50 Euro. Mache alles – außer operieren.*

Ein Scherz gewiss, der mich lachen ließ und doch zum Weinen war, weil er eine schmerzhafte Wahrheit enthält. Wenn man jahrzehntelang Herzen operiert hat, fühlt man sich irgendwann selbst wie ausgeblutet. Das liegt nicht an der Herzchirurgie an sich, die auch nach vielen Jahren äußerst erfüllend für mich war. Aber immer mehr Bürokratie und immer weniger Zeit für die Patienten, die wie Maschinen mit einem Pumpendefekt behandelt werden, verleideten mir meinen geliebten Beruf. Ich litt unter den angeblichen Sachzwängen, weil Kostendruck und Personalmangel menschlichem Miteinander und Mitgefühl die Luft abdrehten. So hatte ich mir das vor dreißig Jahren nicht vorgestellt, als ich die Kunst erlernte, Herzen zu heilen.

Doch dann frischte der Wind in meinem Leben auf. Viele Überstunden und ein Jahresurlaub ermöglichten es mir, einen lang gehegten Lebenstraum zu erfüllen: über den Atlantik zu segeln.

Während der wochenlangen Überfahrt auf einer 15-Meter-Jacht hatte ich viel Zeit zum Nachdenken, und immer mal wieder kreuzten wir das Kielwasser von Kreuzfahrtschiffen. Wie das wohl wäre, auf so einem Schiff, auf dem Meer zu arbeiten? Das blaue Meer gegen den blau gestrichenen, fensterlosen OP-Raum zu tauschen? Das Rauschen der Klimaanlage gegen Wellenrauschen? Aber wie und wo? Und was würde aus meiner Reputation als Herzchirurg werden, wozu die jahrelange, extrem harte Ausbildung? Und außerdem, für mich als typischen Jachtsegler war Kreuzfahrt keine richtige Seefahrt, sondern Massentourismus. Ich hatte keine Ahnung davon, wie spannend und entspannend so eine Seereise sein kann, und erst recht keinen blassen Schimmer vom Alltag eines Schiffsarztes. Doch in dem Sommer, als mein Vater starb, wurde mir sehr klar, dass es ein Leben vor dem Tod gibt und dass es auch einmal zu spät sein kann.

Der Kopf denkt, aber das Herz weiß. Und das wollte Seemann werden. Meine Animositäten, was Kreuzfahrten betraf, warf ich über Bord. Vorurteile vernebeln nur die klare Sicht. Menschen brauchen überall einen Arzt. Auch auf hoher See. So absolvierte ich alle nötigen Zusatzausbildungen und schipperte den Herzchirurgen etappenweise in den Hafen des Schiffsarztes. Und auf jeder Etappe spürte ich: Ja, das ist es. Mein Herz wollte nicht blaumachen, sondern arbeiten, um zu leben.

Ich heuerte bei der Kreuzfahrtgesellschaft TUI Cruises an – die große weite Welt winkte. Mein Leben war klar zur Wende! Sie begann im Frühling 2017 in Civitavecchia, wo ich an Bord der *Mein Schiff 1* auf neuen Kurs gehen würde.

Auf neuem Kurs

Der Flug zu meinem ersten Einsatz landete mit zwei Stunden Verspätung. Am Flughafen in Rom erwartete mich am Ausgang des Terminals ein Fahrer mit schwarzem Anzug und Sonnenbrille. Das Schild mit meinem Namen hielt er am schlaff hängenden Arm. So stand er kopf. Wie mein Leben.

»Dr. Friedl?«, fragte er.

Mein freundliches Nicken erwiderte er mit einem genervten »Madonna Misericordia!« – Barmherzige Maria! –, drehte sich um, rief mir über die Schulter »Come!« zu, komm, und eilte voraus in die Tiefgarage.

Im Weiteren schwieg er, was mir gerade recht war, so konnte ich während der rasanten Fahrt in einem Kleinbus im Ferrari-Modus durch die Hügel der sonnigen italienischen Provinz meinen Gedanken nachhängen und der großen Frage: Was würde mich erwarten?

Hinter einer Bergkuppe erschien das Mittelmeer wie ein weit ausgebreiteter blauer Mantel, auf dessen Oberfläche schimmernde Wellen leichte Falten warfen, in die eine strahlende Sonne leuchtende Glitzersteine hineinwob. Ich empfand eine tiefe Freude ob dieses Wiedersehens, und es war genauso wie beim ersten Mal. Damals fuhr ich, gerade achtzehn Jahre alt und frisch verliebt, mit meiner Freundin in einem klapprigen Ford Fiesta nach Kroatien. Das Meer und ich … es war Liebe auf den ersten Blick, eine Beziehung, die bis heute anhält, und sie ist auch meine längste.

Einen groben Kontrast zu seiner blauen Erhabenheit und

Schönheit bildete Civitavecchia, auf Deutsch »alte Stadt«, der wir uns nun näherten. Von *alt* war nichts zu sehen. Wie mir schien, hatte sie sich in der Neuzeit zu einer außerordentlich hässlichen Industrie- und Hafenstadt entwickelt. Dass ich hier eines Tages mein ganz persönliches Wunder erleben sollte, davon ahnte ich nichts. In einem zähen Strom aus Lastwagen und Bussen quälten wir uns vorbei an gewaltigen Gas- und Erdöltanks und schoben uns schließlich im Schritttempo über eine gigantische Betonpier von mehreren Kilometern Länge. Ein absurd hässliches Bollwerk aus Stahl und Zement, das den Hafen gegen das Tyrrhenische Meer abschirmt und dessen Mauer so hoch ist, dass sein blauer Glanz überhaupt nicht mehr zu sehen war. Im Inneren des Hafenbeckens festgemacht, lagen hintereinander acht »Raumschiffe« aus Stahl und Glas, so erschienen mir diese futuristischen schwimmenden Giganten. Wie Satelliten des Raumschiffs Erde, startklar aufgereiht in einem Weltraumbahnhof. Am Bug eines ozeanblauen Schiffs, das sich vergleichsweise zierlich im Vergleich zu den anderen Megapötten ausnahm und fast ein bisschen *old fashioned* erschien, stand in geschwungener Schrift: *Mein Schiff 1.* Eine elegante Lady alter Schule, weniger protzig, elegante Decks und ästhetische Linien, gekleidet Ton in Ton mit der Farbe des Meeres an diesem Tag. Ich fand sie auf Anhieb … schön! Während andere Schiffe lediglich den Schiffsnamen auf der Außenhaut trugen, zierten sie etliche Tattoos in Schreibschrift, von denen ich im Vorbeifahren einige erhaschte: *Meerblick, Erlebnisse, Horizonte, Neuland, Erlebnisse … und Gelassenheit.* Sie klangen wie ein Versprechen.

Mein schweigsamer Fahrer wendete scharf, stoppte, stieg aus, wuchtete meine Reisetasche aus dem Kofferraum, knallte sie auf die Pier, wies mit dem Kopf diffus Richtung Schiff und sagte »Go«. Dann brauste er davon. Wie bestellt und nicht abgeholt, stand ich auf dem Kai. Ich hatte Menschenmassen erwartet, doch alles, was sich vor der *Mein Schiff 1* tummelte, war ein einsames Partyzelt. Darunter zwei Beine. Beim Näherkommen erkannte ich, dass sie zu einem Wachmann gehörten, der im Schatten hinter einem Pult döste. Ich fühlte mich wie in einem Italowestern. Es war früher Nachmittag und bestialisch heiß, die Luft flimmerte auf dem trostlosen Betonfundament. Hätte dieser Sheriff einen Cowboyhut aufgehabt und auf einer Mundharmonika die einsame Melodie des Liedes vom Tod gespielt, es hätte mich kein bisschen gewundert. War es meine überbordende Fantasie, die diesen alten Kinohit auf die Leinwand in meinem Gehirn zauberte, oder begann ich aufgrund von Wassermangel zu halluzinieren? Viel getrunken hatte ich noch nicht heute, die Zunge klebte mir am Gaumen.

Zögernd betrat ich das Partyzelt, langsam öffnete der Sheriff ein Auge. Ich wusste nicht, dass ich seine heilige Mittagsruhe störte, dass es auf dem Schiff eine inoffizielle Offiziersruhe gibt, in deren Schatten sich auch Nichtoffiziere gern entspannen. Die Arbeitstage beginnen für viele Crewmitglieder früh und dauern oft bis weit nach Mitternacht. Da braucht es eine anständige Mittagspause.

»Passport!«, forderte der Sheriff. Ich kramte ihn aus dem Handgepäck, er suchte meinen Namen in einer Liste. Anstelle eines Colts zog er mit der linken Hand einen Scanner aus seinem Gürtel und checkte mich ein. Mit der schnellen Rechten zückte er von der anderen Gürtelseite sein Handy, »jetzt doppelt bewaffnet«, plapperten meine trockenen Gehirnzellen, und sagte mit heiserer Stimme zu irgendwem: »The new Doc arrived«, der neue Doc ist da. Mich wies er an: »Wait«, warte.

Der Schweiß rann mir vom Nacken den Rücken hinab. Ich war völlig falsch gekleidet mit weißem Hemd und blauem Anzug und fühlte mich wie abgestandenes Kompott, das in der Hitze langsam zu gären anfing. Der Wachmann hatte sich wieder gesetzt, ließ mich nun allerdings trotz gesenkter Lider nicht mehr aus den Augen. Lag es daran, dass ich seiner Wasserflasche begehrliche Blicke zuwarf?

»Wo sind die Gäste?«, fragte ich ihn linkisch, um unser Kennenlernen ein bisschen aufzulockern. Er wies mit dem rechten Arm in eine unbestimmte Richtung hinter sich: »Roma«, das verstand ich. Das nachgeschobene »Aeroporto« bestand fast nur aus einem grollend gerollten R.

Unsere zarte Unterhaltung war damit wohl beendet. Da ich selbst kein Freund von großen Worten bin und chirurgisch-knappe Kommunikation bevorzuge, war mir das gerade recht, und ich nutzte die Gelegenheit, mich auf der Pier umzusehen.

In den Eingeweiden des Schiffs

Etwas weiter vorne hievte ein Kranwagen von fünf aufgereihten Sattelschleppern Stahlcontainer herunter, aus denen wiederum Gabelstapler emsig aufgetürmte Paletten herausholten und sie flink umeinander kurvend in der faszinierenden Choreografie eines Ameisenhaufens in die seitlichen Öffnungen der *Mein Schiff 1* bugsierten. Ob da wohl was zu essen drin war? Allmählich meldete sich auch mein Magen, und ich fühlte mich nicht nur overdressed und ausgetrocknet, sondern auch unterzuckert.

Nach etwa zwanzig Minuten, in denen ich stehend saunierend dieses Spektakel beobachtete, kam eine junge Frau in Uniform mit zwei silbernen Streifen auf den Schultern zu mir. *Crew Admin* stand auf ihrem Namensschild in Brusthöhe. Ich reimte mir zusammen, dass sie der Personalabteilung des Schiffs angehörte.

»Hallo, du bist der neue Doc, richtig?«

Ich nickte.

»Ich bin Barbara, komm mit«, war ihre knappe Ansage, dann drehte sie sich ruckartig um 180 Grad und hastete über die Gangway aus Edelstahl zurück aufs Schiff. Ich versuchte, ihr zu folgen, was bei ihrem Tempo und mit der schweren Reisetasche, die ich hinter mir herschleppte, eine Herausforderung war. Ein freundliches Willkommen stellte ich mir anders vor, und zarte Zweifel beschlichen mich, ob meine Entscheidung, hier anzuheuern, richtig gewesen war. Würde die *Mein Schiff 1* mein Schiff werden, oder war das Unternehmen Schiffsarzt dem Untergang geweiht?

Bevor ich endgültig das Schiff betrat, blieb ich für einen Moment stehen, sah an der steil über mir aufragenden Bordwand hoch und überlegte, ob ich umdrehen und gehen sollte. Vermutlich würde mir der Wachmann nicht in den Rücken schießen. Bei diesem Gedanken musste ich lächeln, ich fand das irgendwie witzig, und es half. Humor hilft fast immer.

Mit einem beherzten Schritt betrat ich das Schiff und landete in einer Art Vorraum. Barbara wartete nervös trippelnd, umwölkt von den ähnlich genervten Auren des Taxifahrers und des Wachmanns, und wuchtete dann energisch und mit vollem Körpereinsatz eine schwere Stahltür auf. Ich stand am Beginn eines endlos langen Korridors aus Stahl. Eine heftige Welle intensiver Gerüche brandete an meine Nasennerven, ein Gemisch aus Essen, chemischer Reinigung, den Völkern der Welt und Wagenschmiere. Türkisblaues Wasser und Tropenparadies duften anders. Hier dominierte olfaktorisch der Geruch harter Arbeit.

Im Schlingerkurs umschiffte ich Menschen vielerlei Hautfarben und Ethnien, die mir in turbulentem Gegenverkehr entgegenschwappten, während ich Barbara stromaufwärts folgte. Sprachen vieler Damen und Herren Länder vereinten sich zu einem kakofonen Grundrauschen und hallten vielfach von den Stahlwänden wider. Mir schien, ich hatte die große Weltenstraße betreten, bevölkert von Arbeitern im ölverschmierten Overall, Akrobaten und Artisten in Paradiesgewändern, Servicekräften in adretten Uniformen, dazwischen vereinzelt Offiziere in makellosen Hemden, deren Schultern mit Gold- und Silberstreifen dekoriert waren. Im Strom der vielen Eiligen flockten kleine Gruppen in Freizeitkleidung und Flipflops an den Füßen aus, die im Schlendergang langsam groovend in seitlichen Fluren verschwanden, die Namen trugen wie Orchid Road oder Millerntor und die ethnische und sprachliche Diversität auf diesem Schiff widerspiegelten. Am liebsten wäre ich selbst geflipflopt und hätte mir alles ganz genau angeschaut. Mit staunenden Kinderaugen drehte ich den Kopf in alle Richtungen und rannte frontal in Barbaras Rücken, die stehen geblieben war. Prüfend sah sie mich an, dann lächelte sie das erste Mal, als ahnte sie, was in mir vorging.

»Dein erster Vertrag?«, fragte sie.

Ich nickte.

»Na, sag das doch gleich! Und sorry, dass ich es so eilig habe, aber ich bin seit vier Uhr morgens auf den Beinen. Heute haben wir großen Wechseltag. Fünfzig Crewmitglieder haben das Schiff verlassen, und ebenso viele sind neu aufgestiegen. Also, zur Orientierung: Wir befinden uns auf der I 95, benannt nach dem gleichnamigen Highway Interstate 95, der sich entlang der Ostküste von Florida bis Kanada erstreckt, über die gesamte Länge der USA. Und so ist es hier auch, hier geht es einmal ohne Unterbrechung vom Bug bis zum Heck. Aber weil es ein deutsches Schiff ist, nennen wir die Strecke auch ›Autobahn‹, hier ist immer Rushhour, immer was los, das Schiff schläft nie. Am Anfang ist es ein bisschen unübersichtlich, aber du wirst dich schon zurechtfinden.«

»Bestimmt«, antwortete ich, ohne es zu glauben.

Barbara fuhr fort: »Da hinten ist die *Provision*, da lagern tonnenweise Würste, Käse, Eier und Gemüse. Im Kühlhaus werden

Fleischpakete mit einer Bandsäge zerteilt. Da kommt es gelegentlich zu Arbeitsunfällen. Das ist dann dein Job. Heute hatten wir *Loading*, fast 200 Tonnen Lebensmittel, Klopapier, Bier, eben alles, was man zu einem Urlaub braucht. Wir befinden uns jetzt im Bauch des Schiffs, da drüben wird der Müll verarbeitet, da ist die Wäscherei, weiter vorne sind Werkstätten und unter uns«, sie stapfte mit dem Fuß auf den Boden, »die *Engine*, der Maschinenraum.«

Ich fand das alles hoch spannend. Bis dato hatte ich keine Ahnung von Gastronomie und Tourismus, verstand aber intuitiv, dass ich mich hinter der Bühne eines Theaters befand, auf der ein Stück mit Namen *Rundum sorglos auf Kreuzfahrt, alles inklusive* aufgeführt wurde. Die Gäste sehen nur die Kulisse, eine traumhafte Inszenierung, die spannend, unterhaltsam, harmonisch und perfekt dargeboten wird. Dahinter wird in einer überaus komplexen Orchestrierung gearbeitet und gelebt. Wie in jedem Theater, in jeder Oper. Mir kam es vor, als sei dieser Stahlkorridor mit Namen »Autobahn« die große Körperschlagader des Schiffs, hier strömte menschliche Energie, pulsierte das Innerste eines Organismus mit dem Namen *Mein Schiff 1.*

»Wie viele …«, ich suchte nach dem richtigen Wort, »Matrosen sind hier an Bord?«

Barbara lächelte nachsichtig. »Unsere Bordsprache ist Englisch, wir sagen *Sailor*, also Seemann, oder einfach Crew. Im Augenblick sind wir 900 Crewmitglieder, die für das Wohl von rund 2000 Paxen sorgen.«

»Paxe?«

»Jeder Gast ist ja ein Passagier, als solcher wird er in den Unterlagen englisch mit *Pax* für *Passenger*, also Gast, abgekürzt. Wie auch auf jedem Flugticket. An Wechseltagen müssen wir jedoch mit deutlich weniger Crew klarkommen, weil viele schon in der Nacht und frühmorgens das Schiff verlassen, um ihre

Langstreckenflüge nach Hause zu erreichen, und die Neuen, so wie du zum Beispiel, noch nicht einsatzklar sind. Da müssen wir alle zusammenhelfen. Jomar von der Security, du hast ihn eben kennengelernt, sitzt auch schon eine halbe Ewigkeit da draußen vor dem Schiff in der Hitze.«

Das erklärte, wieso er mir nicht gleich vor Freude um den Hals gefallen war. Ich schämte mich still und heimlich ein bisschen und nahm mir vor, zukünftig nicht so schnell zu urteilen, etwas toleranter zu sein, und vor allem musste ich die Abläufe auf dem Schiff verstehen.

»Du bist einer der letzten Neuen, und ich habe noch unendlich viel Papierkram zu erledigen«, fuhr Barbara fort, und damit betraten wir ein kleines, stickiges und fensterloses Büro, in dem sie mir ein zehnseitiges Formular reichte. »Bitte durchlesen, ausfüllen und unterschreiben.«

Ich hatte auf etwas zu trinken gehofft, wollte der Kollegin aber keine Umstände machen und füllte mit sandigem Mund die kleinen Kästchen in den Formularen aus. Wie viel Bargeld ich dabeihatte, dass mir bewusst war, dass ich nie zu spät kommen durfte, dass ich im Gästebereich nicht rauchen und nicht in Zivilkleidung herumgehen durfte, außer im Crewbereich und so weiter.

Dann machte Barbara ein Foto von mir für meine Crewkarte, die sie mir abschließend in die Hand drückte. »Diese Karte ist dein Schlüssel, damit ist alles erledigt, nun bist du Crew, einer von uns.«

Sie lachte. »Und ach ja, hier in der Ecke die Wasserflaschen, von denen kannst du dir zwei nehmen, die erhält jedes an Bord kommende Crewmitglied direkt.«

Was für eine Wohltat – endlich Wasser! Und weitere Rettung war in Sicht – in Gestalt eines älteren Herren in Uniform, diesmal mit goldenen Streifen, der plötzlich in der Tür stand. Hatte Barbara ihn angefunkt? New Doctor on board? Mit einem herzlichen Lächeln reichte er mir die Hand »Willkommen Reinhard, ich bin Herbert, der Senior Doctor. Wir haben dich schon erwartet, schön, dass du es noch geschafft hast.«

Auch ihn hatte mein Erscheinen aus der Offiziersruhe geholt, doch er ließ es mich nicht spüren. Mit Herbert ging die Sonne auf, und in seinem freundlichen Gesicht voller Lachfalten und kluger Lebenserfahrung ging sie nie unter. Heute noch denke ich an ihn als ein Vorbild, wenn ich Kollegen im Erstvertrag willkommen heiße, mittlerweile als Fleet Senior Doctor, der leitende Arzt für die gesamte *Mein Schiff*-Flotte. Viele Wellen habe ich seither erlebt … und bin dem Meer treu geblieben. Die *Mein Schiff 1* jedoch ist 2018 in Rente gegangen und wurde durch eine gleichnamige Nachfolgerin würdig ersetzt.

»Du willst bestimmt erst mal deinen Koffer loswerden?«, fragte Herbert.

»Ja gern«, sagte ich und dachte: Und was essen.

»Dann komm mal mit.«

Ich folgte ihm, der gemütlich ausschritt über die Autobahn, dann bogen wir ab in den *Sunset Boulevard* und blieben vor einer Tür stehen mit der Nummer 2051. Zum ersten Mal öffnete ich mein neues Zuhause. Das Zimmer war winzig und seemännisch, und ich fühlte mich sofort wohl. Vor allem das Bullauge über der Koje gefiel mir. Sogleich kniete ich aufs Bett und blickte hinaus, das Meer sah nun noch ein bisschen blauer aus. Genauso hatte ich es mir vorgestellt. Tag und Nacht das Meer sehen, auf dem Meer sein.

»Wow«, sagte ich, »Zimmer mit Aussicht.«

»Kabine«, verbesserte mich Herbert, »auf einem Kreuzfahrtschiff sprechen wir von Kabinen. Es sind auch keine Stockwerke, sondern Decks.«

Da hatte er natürlich recht, und dass eine Kabine mit Aussicht nicht selbstverständlich war, erfuhr ich später auch. Außenkabinen, also Kabinen mit Fenster, sind nur wenigen Offiziersdienstgraden vorbehalten. Die meisten Crewmitglieder wohnen in Innenkabinen, die sie sich oft zu zweit teilen. Oder zwei Einzelkabinen teilen sich ein Bad, das ist dann schon ein bisschen luxuriöser. Nur sehr wenige Dienstgrade genießen das Privileg, Gästekabinen mit Panoramafenster zu bewohnen. Zum Beispiel der Senior Doctor. Und natürlich der Kapitän, ihm steht sogar eine Kabine mit Balkon zu.

Während ich das heute, acht Jahre später, schreibe, sehe ich Bilder einer beliebten aktuellen Schiffsarztserie vor meinem inneren Auge. Da zieht der frisch eingeschiffte Schiffsarzt direkt in eine Gästekabine, in der ihn ein prächtiger Blumenstrauß mit handgeschriebener Karte der attraktiven Kapitänin begrüßt, die sich riesigst freut, ihn baldigst persönlich kennenzulernen. Nun, das hier war keine Serie, sondern das wahre Leben – und heute weiß ich, dass die wirklich spannenden Geschichten hier geschrieben werden; sie liegen nämlich nicht nur auf der Straße, sondern schwimmen auch im Meer. Was mich betraf, so war ich vollständig zufrieden mit meinem kleinen Bullauge, so geräumig wie diese hier war die Kabine auf meinem eigenen kleinen Segelboot nicht. Wer Meer hat, braucht weniger.

Das Bordhospital

»Willst du dich ein wenig ausruhen, oder soll ich dir gleich das Hospital zeigen?«, fragte Herbert rücksichtsvoll. Ich war echt hungrig, brannte aber noch mehr darauf, das Hospital zu sehen, meine neue Wirkungsstätte, und musste nicht lange nachdenken.

»Hospital natürlich«, erwiderte ich und folgte ihm durch verwinkelte Flure und Treppenhäuser.

»Das ist ja ein Labyrinth«, murmelte ich.

Herbert hatte mich gehört. »Eigentlich eher das Gegenteil«, beruhigte er mich. »Ein Labyrinth hat viele blind endende Gänge, die so verschachtelt sind, dass man den Ausgang möglichst nicht findet. Das Schiff ist extra so gebaut, dass im Notfall jede Person *immer* einen Ausgang findet, kein Flur endet blind, sondern mündet in den nächstgrößeren. Entlang aller Wege leuchten im Notfall kleine Pfeile, die dir immer den Weg nach draußen weisen.«

Ich war beeindruckt, wie viel Hirnschmalz für die Sicherheit der Menschen an Bord verwendet wurde.

»Wir sind jetzt auf Deck 3«, erklärte Herbert und öffnete die Tür zum Bordhospital, dessen professionelle Ausstattung mich überraschte. Das war keine Räumlichkeit mit Verbandskasten und Liege, sondern eine voll ausgestattete Notaufnahme mit zwei ärztlichen Behandlungszimmern, Operationsaal, Intensivstation, Sauerstofflager, Beatmungsgerät, EKG, Röntgenanlage, Sonografie und einem Labor.

Herbert war sichtlich stolz auf das Hospital. »Wir haben die wichtigsten Bestandteile noch einmal als Notfallhospital in Koffern verpackt, das ist aber an einem anderen Ort untergebracht.«

Fragend schaute ich ihn an, und er erklärte: »Es könnte zu einer Katastrophe kommen, ein Feuer könnte ausbrechen, eine Sauerstofflasche explodieren, Wasser eindringen, ein Terrorangriff oder was auch immer könnte passieren. Wenn dieses Hospital mit davon betroffen wäre, könnten wir nicht mehr arbeiten. Deshalb sind wir vorbereitet, jederzeit an einem anderen Ort ein Notfallhospital aufzubauen, um auch einen Massenanfall von Verletzten behandeln zu können.«

Massenanfall von Verletzten, wiederholte ich innerlich. In diesem Moment verstand ich eindrücklich, dass ein Schiff ein vulnerabler Körper ist. Auf sich allein gestellt, fährt dieses Schiff über die Weltmeere. Wenn eine Katastrophe geschieht, sind nicht innerhalb von fünf Minuten die Feuerwehr, der Katastrophenschutz, das Technische Hilfswerk und das Rote Kreuz vor Ort. Nein, *wir* – zum ersten Mal dachte ich es – sind auf uns allein gestellt. Das Hospitalteam ist Notarztwagen, Notaufnahme, Intensivstation, Operationssaal und Hausarztpraxis in einem. In diesem Wissen war alles an Bord ausgelegt, und deshalb hatte ich in den letzten Wochen vor meiner Einschiffung bereits einen einwöchigen Kurs an einem maritimen Ausbildungszentrum absolviert, in dem von den Grundlagen der Brandbekämpfung bis zum Überleben im Wasser alles geübt wurde, was an Bord Leben retten kann. Wir mussten mit Atemschutzgeräten durch brennende Käfige kriechen, Feuer löschen und in Überlebensanzügen steckend in den winterlichen Warnow-Fluss springen. Damals stöhnte ich innerlich, doch nun wurden mir Grund und Relevanz dieser Ausbildung bewusst.

»Also nicht, dass wir aktiv damit rechnen«, beschwichtigte Herbert. »Ein Kreuzfahrtschiff ist statistisch gesehen das sicherste Verkehrsmittel der Welt. Aber man muss auf jede Situation vorbereitet sein. Du wirst das alles noch kennenlernen und in den nächsten Wochen viele Pflichtfortbildungen an Bord absolvieren. Zudem werden solche Schadenslagen wöchentlich von der gesamten Besatzung gemeinsam geübt.«

»Natürlich«, nickte ich. Katastrophen sind leider nicht vorhersehbar, und manchmal ganz anders, als man denkt. In naher Zukunft sollte schon eine grässliche Pandemie mit Millionen Opfern die Welt erschüttern, die auch die medizinischen Teams der Bordhospitäler vor gewaltige neue Herausforderungen stellen würde. Doch davon ahnten wir in diesem Moment noch nichts. Corona war für uns beide einer von Tausenden Viren, ohne herausragende Bedeutung. Als Herzchirurg verband ich damit zudem eher die Herzkranzgefäße, die auch als Koronargefäße bezeichnet werden.

Für den Chirurgen, Intensivmediziner, Notarzt und Tauchmediziner in mir war dieses Hospital eine herausfordernde Wirkstätte mit erstklassiger Ausstattung. Für lediglich zwei Ärzte und zwei Krankenpfleger, die das Hospital »bespielen«, eine ziemlich große Klaviatur medizinischer Möglichkeiten. Um all diese Instrumente und Apparate sicher zu beherrschen, braucht es viel Erfahrung und Übung. Besonders imposant war die Abteilung Husten, Schnupfen und Halsweh, also Infekte der oberen Atemwege. Sie nahm in der bordeigenen Apotheke mehrere Meter ein: Hustenblocker, Hustenlöser, Schleimlöser, Grippemittel in Form von Tabletten, Säften und Pulver, Nasensprays unterschiedlichster Zusammensetzung, auf pflanzlicher Basis und »mit Chemie«. Das sind ja mehr Medikamente, als es Viren gibt, dachte ich mir. Meine Domäne war bislang die medizinische Großwildjagd mit Operationen, Intensivmedizin und Tauchunfällen, nun würde ich mich auch vermehrt mit den winzigsten Organismen dieser Erde auseinandersetzen müssen.

Nun fragen Sie sich vielleicht: Ist die Luft auf den Ozeanen und Meeren dieser Welt so virenverseucht, dass man gleich einen grippalen Infekt bekommt? Mitnichten! Trotzdem sind Erkältungen auf Kreuzfahrtschiffen keine Seltenheit und können vielerlei Ursachen haben: Tritt man in südlichen Gewässern verschwitzt und aufgeheizt vom heißen Pooldeck ins klimatisierte Innere des Schiffs, kann man sich, im wahrsten Sinne des Wortes, schnell verkühlen. In polaren Gewässern sowieso. Die kühlen Temperaturen sind ein physikalischer Reiz, der uns frösteln lässt: Blutgefäße ziehen sich zusammen, die Schleimhäute der Nase und des Mundes werden weniger durchblutet. Wo kein Blut, da auch kein Immunsystem, und Viren, die überall auf dieser Welt sind, auch auf der Haut jedes Menschen, können sich ausbreiten und haben in den oberen Atemwegen leichtes Spiel. Besonders schnell geht das, wenn sie von außen Verstärkung erhalten und in der Überzahl sind, zum Beispiel in einem geschlossenen Raum (Flugzeug, Bus oder Restaurant), in dem alle husten und schniefen. Auch Langstreckenflüge, bei denen die Nasenschleimhaut austrocknet, und der anschließende Zeitzonenkater, *Jetlag* genannt, strapazieren das Immunsystem, genauso wie hartes Arbeiten bis zum letzten Tag vor dem Urlaub.

Am Ende der Führung durch das Bordhospital schaute Herbert auf seine Uhr und stellte dann fest: »So spät schon! Dann aber mal schnell! Reinhard, du solltest jetzt sofort zur Sicherheitseinweisung, die jedes Crewmitglied vor dem Ablegen absolvieren muss.« Auch jeder Gast muss an einer kleinen Einweisung teilnehmen, ehe das Schiff ausläuft. Dazu müssen sie sich an einer Sammelstelle einfinden, die sogenannte Musterstation, an welcher sie anhand ihrer Bordkarte identifiziert und gezählt werden. Erst wenn alle Passagiere auf der Liste ihrer Musterstation abgehakt sind, darf die Kreuzfahrt beginnen.

Patientenflut

Die nächsten Tage verbrachte ich fast ausschließlich im Bordhospital, denn ich wollte alles sehen, alles lernen, alles machen. An meinen Senior Doctor Herbert heftete ich mich wie eine Schlingpflanze, er nahm es gutmütig hin und teilte sein großes Wissen kollegial mit mir. Unsere Ärzte an Bord gehören einer der folgenden Fachrichtungen an: Allgemeinmedizin, Anästhesie, Chirurgie oder Innere Medizin. Sie müssen die Befähigung haben zu röntgen, Erfahrung mit Ultraschalluntersuchungen wird ebenso erwartet wie Zusatzqualifikationen für Kindernotfälle, die präklinische Versorgung komplexer Traumata und Notfälle des Herz- und Kreislaufsystems. Insgesamt verfügt die *Mein Schiff*-Flotte über 200 Schiffsärzte und Pflegekräfte.

Herbert war Allgemeinmediziner mit eigener Hausarztpraxis. Wie die meisten Kollegen verbrachte er ein- bis zweimal im Jahr sechs bis acht Wochen auf dem Schiff und genoss diese Zeit trotz der hohen Verantwortung und vielfältigen Herausforderungen. »So lerne ich die Welt kennen«, sagte er augenzwinkernd. »Letztes Jahr war ich über Weihnachten in der Karibik. Ein Traum!«

»Ja, von so was träume ich auch. Also später mal, wenn ich genauso viel Erfahrung haben werde wie du«, seufzte ich.

»So schwer ist das alles hier nicht, du wirst dich schnell zurechtfinden. Wir haben hier auch jede Menge kleiner Helfer, bei den Medikamenten zum Beispiel die Taste F5 am PC. Schau mal, nur einmal drücken, und schon siehst du Indikationen und Nebenwirkungen der Medikamente für alle möglichen Symptome, zum Beispiel die Grippe.« Er schmunzelte: »Influenza war ja früher eine Erkrankung, heute ist es ein Beruf, den meine Enkelin anstrebt.« Herbert zuckte mit den Schultern und wurde wieder ernst. »Du weißt ja selbst, dass sich viele Patienten von Dr. Google oder eben von Influencern in sozialen Medien beraten lassen. Sie wissen, wie es geht, aber sie können es nicht. Todsichere Geheimtipps haben sie für jedes Leiden auf Lager. Leider kommen dann manche Patienten erst ins Hospital, wenn aus dem grippalen Infekt eine Lungenentzündung geworden ist.«

Ich nickte und schrieb F5 in mein Notizheft. Diese Taste würde mir die Arbeit gewiss erleichtern. Sie bestand aus jeweils 24 Stunden Dienst und dann ebenso langer Freizeit. Die beiden Ärzte an Bord wechseln sich im Einsatz ab. Unterstützt werden sie von zwei bis drei Krankenpflegern oder Notfallsanitätern. An Bord nennen wir sie Nurse. Hierbei wird die Senior Nurse dem Junior Doc zugeteilt und die Junior Nurse dem Senior Doc, sodass immer eine erfahrene Kraft mit einer nicht so erfahrenen zusammenarbeitet. Alle zusammen bilden wir ein Team, in dem jeder Verantwortung übernimmt und den anderen nach seinen Fähigkeiten unterstützt. Sprechstunden im Bordhospital sind von 08:00 bis 11:00 und von 17:00 bis 20:00 Uhr, wobei die jeweils erste Stunde für die Crew reserviert ist. Für sie ist die ärztliche Behandlung im Gegensatz zu den Gästen kostenfrei. Im Augenblick bestand die Crew aus fast Tausend potenziellen Patienten aus 42 Nationen und unterschiedlichsten Kulturkreisen. Und diese haben sehr unterschiedliche Arten, Symptome zu beschreiben. Das lehrte mich gleich zu Beginn eine junge Frau von den Philippinen.

Judy arbeitete als Kosmetikerin im Wellnessbereich und war eine meiner ersten Patientinnen. Die Zwanzigjährige klagte in etwas holprigem, aber melodisch klingendem Englisch über Herzschmerzen. Ich untersuchte Judy gründlich, machte ein EKG, sah mir ihr Herz im Herzultraschall an, und Blut nahmen wir auch ab. Erfreulicherweise war alles unauffällig. Aber was hatte sie? Also befragte ich sie noch einmal von vorne. Nach langem Hin und Her fand ich heraus, dass Judys Herz wegen Heimweh blutete. Meine Patientin hatte ihr zweijähriges Kind in der Obhut ihrer Schwiegermutter zurückgelassen. Und nun tat ihr das Herz weh, sie konnte sogar ganz genau auf die Stelle zeigen. Rechts vom Brustbein, anatomisch in Höhe der Trikuspidalklappe. Diese Herzklappe ist nicht zuständig für Heimweh, aber das war Judys Art, ihren Kummer auszudrücken. Was ich verstehen konnte, schließlich ist das Herz quer durch alle Kulturen Sinnbild für Gefühle. Es kann vor Freude hüpfen und vor Schmerz schier zerspringen. Doch diese blumige Sprache, die beinahe poetische Paraphrasierung des Problems, noch dazu in einer anderen Sprache, war ich damals nicht gewohnt.

Überhaupt bedeutete der Schiffsarztalltag anfangs eine große Umstellung für mich. Als Herzchirurg operierte ich ein bis zwei Patienten pro Tag und reparierte deren Herzklappen, implantierte ihnen Bypässe oder eine neue Körperschlagader. Gewiss konnte eine Operation einmal acht, ja auch zwölf oder sogar sechzehn Stunden dauern, doch die Patienten warteten nicht ungeduldig im Wartezimmer, sondern waren vom Anästhesieteam in tiefen Schlaf versetzt worden. Manchmal hatte ich vor der Operation gar nicht mit ihnen sprechen können, weil sie als Notfälle kamen wie zum Beispiel Hamid, von dem ich in meinem letzten Buch *Blut, der Fluss des Lebens* erzählt habe. In seiner Brust stak ein Fischmesser.

So augenscheinlich sind die Diagnosen in einer hausärztlichen Schiffsarztsprechstunde leider nicht immer zu stellen. An Bord gehörte es zu meinem Arbeitsauftrag, den Schaden nicht nur zu beheben, sondern ihn erst mal zu finden. »Ich habe Kopfweh« – klingt einfach, doch über die möglichen Ursachen und Therapien allein dieses Symptoms wurden und werden Bücher geschrieben. Ist es ein Sonnenstich oder eine Hirnhautentzündung, eine Hirnblutung oder ein Kater? Paracetamol oder MRT? Hubschrauber oder kalte Kompressen? Ich wollte nichts falsch machen, ich wollte nichts übersehen, aber Gründlichkeit dauert, und ich brauchte während der ersten Sprechzeiten viel zu lange für jeden Patienten. Im Wartezimmer gab es längst keine freien Sitzplätze mehr, die Patienten standen bis in den Flur.

Ohne den hilfsbereiten Herbert, der in den ersten Wochen immer mal wieder reinschaute, wäre ich vor Topp und Takel* untergegangen. Das ist aber auch das Spannende bei der Arbeit als Schiffsarzt. Verschiedene Fachrichtungen arbeiten zusammen, ergänzen sich und lernen voneinander. Herberts Unterstützung war wie ein Crashkurs in Allgemeinmedizin, und bald schon konnte ich schneller herausfinden, wo das Problem liegt. Das war wichtig, denn nicht selten suchen vierzig bis fünfzig Patien-

* vor Topp und Takel: ohne gesetzte Segel

ten pro Tag Hilfe im Hospital, und man braucht auch noch Zeit für die größeren Notfälle: Stürze mit Knochenbrüchen, Koliken im Bauch, Verletzungen mit Blutungen, Herzinfarkte und Gefäßverschlüsse, Bandscheibenvorfälle, verätzte Augen, Harnverhalt, Atemnot, Schlaganfälle und Verbrennungen. Alles, was man im Medizinstudium jemals gehört hat, kommt früher oder später durch die Türe des Hospitals herein. Weil die Anforderungen und die Verantwortung so hoch und komplex sind, gibt es seit Kurzem auch einen Kurs der Bundesärztekammer, *Curriculum Maritime Medizin* für Schiffsärzte, das der enormen Verantwortung, die ein Schiffsarzt auf einem modernen Kreuzfahrtschiff hat, diesen vielfältigen Ansprüchen an die ärztliche Kunst, Rechnung trägt.

Das Traumschiff in echt

Eine Kunst ist es auch, so ein riesiges Schiff zu führen. Ein Kapitän – es gibt bisher nur sehr wenige Kapitäninnen – durchläuft eine lange Ausbildung und muss sich langsam hocharbeiten. Während des Studiums der Nautik an der Seefahrtschule sammelt er als Kadett erste Erfahrungen und startet dann eine Offizierslaufbahn, die speziell auf Kreuzfahrtschiffen viele Stationen hat: über Decksoffizier, Navigationsoffizier, Sicherheitsoffizier zum Stellvertreter des Kapitäns, dem sogenannten Staff Captain. Das ist entfernt vergleichbar mit einer Ausbildung in der Medizin, wo man mit der bestandenen ärztlichen Prüfung in der Tasche noch keine Herzen operieren darf, sondern die eigentliche Ausbildung erst beginnt, die abermals acht Jahre und länger dauert.

Als Herbert mir nach ein paar Tagen mitteilte, »Heute stelle ich dich dem Kapitän vor«, war ich ein kleines bisschen aufgeregt und folgte ihm auf die Brücke. An Bord gilt eine *open door policy*, man ist willkommen, wenn die Tür offen ist, und weil sie das war, traten wir ein. Der Kapitän – keine Ähnlichkeit mit Sascha Hehn, Siegfried Rauch oder Florian Silbereisen, eher ein bisschen Käpt'n Iglo mit weißem Bart und Lachfalten – sprach in seinem Büro mit dem, wie ich schon wusste, zweitwichtigsten Mann an Bord, dem Chief Engineer, dem Herrn über die Motoren. Abwartend stand ich neben Herbert im Raum und ließ meinen Blick durch das Office schweifen. Neben den großen Monitoren mit digitalen Seekarten und Navigationsinstrumenten hing an der Wand ein Zitat des Schriftstellers und Seemanns Gorch Fock:

Gottes sind Wogen und Wind,
Segel aber und Steuer,
daß ihr den Hafen gewinnt,
sind euer.

Dieser Spruch ziert auch die Fassade des Pfarrhauses auf Hiddensee, eine Insel, die ich häufiger mit dem Ruder in der Hand mit meinem Segelboot ansteuere. Der Kapitän auf einem modernen Kreuzfahrtschiff sitzt nicht am Ruder, sondern bedient beim An- und Ablegen mit zwei Fingern einen Joystick. Die Kräfte der Ozeane können aber auch das riesigste Schiff zu ihrem Spielball machen, und bis heute haben die Worte Gorch Focks ihre Gültigkeit behalten. Der Kapitän diskutierte mit dem Chief Engineer, mit welcher Motorleistung das bevorstehende Tiefdruckgebiet passiert werden sollte. Und dann sagte er etwas, das mich sofort für ihn einnahm: »Um pünktlich anzukommen, müssen wir gegen Wind und Welle fahren, aber wir versuchen es mit Gefühl. Ein Schiff ist auch nur ein Mensch. Es will gut behandelt werden.«

Das hätte ich aufgrund meiner eigenen Seglererfahrung sofort unterschrieben. Nun hatte der Kapitän uns bemerkt und sprach uns überraschend an: »Wir haben eine ruppige Fahrt vor uns, aber dank unseren vier Maschinen und dem Chief Engineer sind wir meistens pünktlich auf die Minute, präzise wie ein Schweizer Uhrwerk.« Ja, dass viel Power in den Maschinen steckte, wusste ich schon von Herbert, über 49 000 PS verfügte die damalige *Mein Schiff 1.*

Der Kapitän kam einen Schritt auf mich, den Neuen, zu und begrüßte mich freundlich. Er bat um Verständnis, weil er mir nicht die Hand reichen wollte. »Ich bin etwas verschnupft«, sagte er. Vor meinem geistigen Auge tauchten die Regale mit Erkältungsmitteln aus der Bordapotheke auf. Doch der Kapitän wusste sich selbst zu helfen. Augenzwinkernd fügte er hinzu: »Für solche Fälle schwöre ich auf Ingwertee mit Honig und Zitrone, Sie werden mit mir also keinen Patienten bekommen.«

Kluger Kapitän, dachte ich. Und ein Vorbild in Sachen Händehygiene. Weil im Urlaub wirklich niemand einen grippalen Infekt haben will, kommt hier mein erster

Ahoi-Tipp für jede Welle

Mit Hustenetikette unterstützen Sie Ihre Gesundheit und auch die Ihrer Mitreisenden. Auf 160 Stundenkilometer beschleunigen Sie Ihre Viren beim Niesen und Duschen dann mit Ihren Tröpfchen die Umgebung in bis zu eineinhalb Meter Entfernung. Das Abbremsen dieser Sprühladung ist also eine gute Idee, aber nicht mit der Hand, mit der Sie Ihre Mitmenschen begrüßen oder sich am Treppengeländer des Schiffs festhalten, sondern Arm hoch, abwinkeln und rein mit der Fontäne in die Armbeuge. Hatschi, Gesundheit!

»Ich wünsche Ihnen einen erfolgreichen ersten Einsatz und nicht zu viele Patienten, damit Sie auch etwas Seeluft schnuppern können«, verabschiedete der Kapitän mich schließlich. »Und vergessen Sie nicht, Herr Doktor, das Schiff ist aus Stahl, da sind alle Schiffe gleich, aber Herz und Seele des Schiffs ist die Besatzung. Passen Sie gut auf unsere Leute auf.«

Ein wahrer Kapitän, der gewiss als Letzter von Bord gehen würde.

Im Lauf der Jahre sollte ich noch viele Kapitäne kennenlernen. Im Englischen, der Umgangssprache auf dem Schiff, wird er auch als Master bezeichnet. Er ist die oberste Instanz an Bord und hat eine *overriding authority*, das heißt im Extremfall das letzte Wort. Er ist berechtigt, jemandem den Zutritt zum Schiff zu verweigern, ihn oder sie bei Fehlverhalten des Schiffs zu verweisen, und die Besatzung geht im Katastrophenfall erst in die Rettungsboote, wenn der Master das Kommando dazu gibt.

Er sollte fähig sein, das Schiff mit Verantwortung zu befehligen, ruhige und kluge Entscheidungen zu treffen und Härten zu ertragen. Im Falle des Unglücks der *Costa Concordia*, die 2012 mit einem Unterwasserfelsen kollidierte, ging der Kapitän als Erster von Bord und hat damit den Ruf seiner gesamten Zunft geschädigt. Nicht nur Schiffe, auch ihre Kapitäne sind eben »auch nur Menschen«.

Die Weltenwanderung

Als Nächstes stellte mich Herbert dem General Manager vor. Dazu nahm er eine Abkürzung, und wieder einmal verlor ich die Orientierung – würde ich mich hier jemals zurechtfinden? Schließlich standen wir vor einer Eisentür, auf die in roter Schrift gestempelt war: Caution! Guests on the other side! Auf deutsch: Vorsicht! Auf der anderen Seite befinden sich Gäste! Als ich dies zum ersten Mal gelesen hatte, war mir spontan in den Sinn gekommen: Vorsicht, wilde Tiere. Diese Warnung findet sich übrigens auf allen Türen, die den Crewbereich vom Gästebereich trennen. So wird der Crew bewusst gemacht, dass hinter dieser Tür das Wohlbefinden der Gäste absolute Priorität hat. Die Intention ist nicht, zu suggerieren, dass Gäste gefährlich sind oder beißen – bis auf wenige Ausnahmen, auf die ich noch zu sprechen komme, ist das nicht der Fall –, sondern dass das Benehmen und die Kleidung der Crew an den Gästebereich angepasst sein muss. Und das gilt für alle, auch den Kapitän. Im Gästebereich ist man immer im Dienst, höflich und serviceorientiert. Dort gibt es weder Autobahn noch Metallboden, weder Neonlicht noch abenteuerliche Gerüche. Die Welt sieht so aus, wie es sich für die Bühne eines Kreuzfahrtschiffs gehört: Edle Teppichböden, schönes Interieur, lichtdurchflutet, viel Platz, leise harmonische Musik, von Wohlgerüchen ummantelt.

Der General Manager stellte sich als eine hochgewachsene Frau in einem eleganten Kostüm heraus. Vor ihrem Office stießen wir fast mit ihr zusammen, sie wollte raus, wir rein. Und sie hatte es sehr eilig, zögerte dann aber, als sie Herbert erkannte, schaute mich fragend an, dann wieder Herbert. Er stellte mich vor. Im Gegensatz zum Kapitän reichte sie mir die Hand. »Herzlich willkommen auch von meiner Seite, und wenn ich etwas für Sie tun kann, lassen Sie es mich wissen. Bitte verzeihen Sie, dass ich so kurz angebunden bin, ich muss zu einer dringenden Besprechung, es gibt technische Probleme, und ich fürchte, die Show im Theater heute Abend muss ausfallen, wenn uns nicht noch etwas einfällt …« Und weg war sie.

»Sie ist der Häuptling für alles, was auf einer Schiffsreise mit Gästen zu tun hat«, erklärte mir Herbert. »Zusammen mit Hotelmanager, Kreuzfahrtdirektor und Chefkoch ist sie rund um die Uhr dafür verantwortlich, dass das Essen abwechslungsreich ist und lecker schmeckt, die Gäste gut informiert sind, das Unterhaltungsprogramm Spaß macht und ein Schokoladenstückchen auf frischgemachten Betten liegt – kurz gesagt: für jeden Geschmack etwas dabei ist, damit die Paxe sich rundum wohlfühlen.«

»Und trotzdem hat sie *bloß* Silber auf der Schulter?«

»Ja, so ist es nun einmal. Nur die Marine trägt goldene Streifen, das Hotel Department Silber.« Herbert grinste. »Sie halten es allerdings für Platin.« Und dann wiederholte er netterweise noch einmal die Lektion mit den Streifen, den Offiziersabzeichen.

»Ein Kapitän hat viereinhalb in Gold. Um zwischen dreieinhalb und viereinhalb Streifen zu unterscheiden, braucht man einen feinen Blick. Alle hohen Offiziere tragen vier Streifen, und nur die Breite des vierten macht den subtilen Unterschied von dreieinhalb zu viereinhalb. Dass du, Reinhard, gleich mit so vielen Streifen einsteigst, verdankst du deinem Medizinstudium und der langjährigen Erfahrung als Arzt. Mannschaftsdienstgrade, also alle Nichtoffiziere, haben überhaupt keine Streifen, obwohl es unter ihnen auch viele erfahrene Fachleute gibt, zum Beispiel unsere Schreiner, Schweißer, Klempner oder Köche.«

Bei diesem Wort meldete sich mein Magen und sendete nun schon recht energisch Kohldampfsignale an das Gehirn. Wir fuhren auf Deck 12 der »schönen neuen Welt«, wo sich auf der *Mein Schiff 1* das Büfettrestaurant Anckelmannsplatz befindet. Als ich diese Vielfalt und Präsentation der angebotenen Speisen zum ersten Mal gesehen hatte, war es mir wie den meisten Menschen ergangen: Ich war fassungslos und konnte mich nicht entscheiden. Als Schiffsarzt war es mir gestattet, mich »frei« an Bord zu bewegen, und ich hatte Zutritt zu allen Restaurants im Gästebereich. Dabei gilt jedoch *Guest First*, die Gäste haben Vorrang. Was sie betraf, hatte ich mein Vorurteil, dass Kreuzfahrten nur etwas für betuchte ältere Herrschaften seien, längst revidiert. Die Kreuzfahrer sind ein buntes Völkchen, viele zwischen vierzig und sechzig, aber auch Teenager und auffallend viele Kinder, für die es sogar ein eigenes Büfett gibt.

Die Crew hat eine eigene Kantine, die sogenannte Crewmesse, welche die landestypischen Vorlieben der Crewmitglieder berücksichtigt, damit sich jede Nation wohlfühlt. Asiaten zum Beispiel essen zum Frühstück keine Brötchen, sondern allerlei Arten von Reis. Es ist für sie wie Brot und geht immer, wie für uns eine leckere Stulle, ein Pausenbrot oder ein Vesperwecken.

Kulinarisch blieben für mich keine Wünsche offen, ob Steak oder italienisch, vegetarisch oder mediterran, Currywurst, Döner, Eis, Kaffee, Kuchen, einiges davon rund um die Uhr. »Mit zwei, drei Kilo Übergepäck musst du bei der Abreise rechnen«, hatte Herbert mich gewarnt. Immer wieder amüsierte mich seine Angewohnheit, die Hauptmahlzeit mit dem Dessert zu beginnen. Herbert erklärte das ganz verschmitzt so: »Das Leben eines Schiffsarztes ist unsicher, man weiß nie, wann der nächste Notfall kommt, deshalb habe ich mir angewöhnt, den Nachtisch zuerst zu essen.«

Dies war der einzige Tipp von Herbert, den ich nicht berücksichtigt habe.

Wetten, dass …?

An meinem achten Tag reisten in Palma de Mallorca fast 2000 Gäste ab und ebenso viele an. Die Crew hat an diesem sogenannten *Embarkation Day*, dem Tag der Einschiffung, alle Hände voll zu tun, und auch im Bordhospital können wir uns über Patientenmangel nicht beklagen.

»Herr Doktor, ich habe meine Tabletten vergessen!«, rief die ältere Dame, die gemeinsam mit ihrem Ehemann im Sprechzimmer vor mir saß. Sie wirkte völlig verzweifelt. Musste sie nun wieder nach Hause? Fiel der ganze schöne Urlaub ins Wasser?

»Um welche Tabletten handelt es sich?«, fragte ich.

»Das weiß ich Gott sei Dank ganz genau! Es sind die kleinen rosafarbenen«, antwortete sie prompt und sah mich erwartungsvoll an. Und als sie meines ratlosen Gesichts gewahr wurde, fragte sie: »Die haben Sie doch in petto, oder?«

Gerade wollte ich sie fragen, für welche Erkrankungen sie die Tabletten nehme, da mischte sich ihr bis dahin stummer Ehemann ein.

»Also Else, wenn er das wüsste, dann könnte er ja bei *Wetten, dass* auftreten.« Er zwinkerte mir zu. »Vielleicht können Sie die Pillen ja auch am Geschmack erkennen?«

Ich musste lächeln, und eine zarte Röte zog über die Wangen der Patientin. Sie war verlegen wie ein kleines Mädchen. »Können Sie sich vielleicht an den Namen des Medikaments erinnern oder an die Verpackung – oder noch besser: Haben Sie einen Medikamentenplan Ihres Hausarztes dabei?«

Die zarte Röte wechselte in ein leuchtendes Strahlen. Die Patientin kramte in ihrer großen schwarzen Handtasche und legte ein Plastikschächtelchen mit durchsichtigem Deckel, eine sogenannte Tablettenbox, auf den Tisch. Für jeden Wochentag ihrer einwöchigen Reise waren die Tabletten ordentlich eingefüllt, morgens, mittags und abends.

»Nur die rosafarbenen fehlen!«

»Also Nummer sechzehn«, dachte ich laut.

»Ja. Sechzehn muss ich nehmen jeden Tag, habe aber nur fünfzehn dabei. Ist das schlimm?«

»Ich hoffe nicht«, beruhigte ich sie und bat das goldige Paar, den Hausarzt anzurufen und sich den Medikamentenplan durchgeben zu lassen. Nach einer halben Stunde kehrten sie mit dem Namen des Blutdruckmittels zurück, das wir in der Bordapotheke vorrätig hatten und das auch angebracht war, wie sich beim Blutdruckmessen herausstellte.

»Das ist aber höher als sonst«, kommentierte die Patientin.

»Sie sind aber auch ein bisschen strapaziert«, erklärte ich ihr. »Die lange Anreise, dann die fehlenden rosa Pillen … Nun kommen Sie erst mal richtig an, entspannen sich und genießen die herrlichen Tage, die vor Ihnen liegen.«

Das sah der Ehemann genauso: »Jetzt genehmigen wir uns erst mal unseren Begrüßungscocktail, Else.«

Ahoi-Tipp für jede Welle

Nehmen Sie einen Medikamentenplan mit, und packen Sie Ihre Medikamente immer ins Handgepäck. Manchmal kommen Koffer verspätet an, und dann steht Ihre Gesundheit mit leeren Händen da. Falls Sie Ihre Medikamente vergessen haben, bitte auf gar keinen Fall versuchen, sie für die Dauer der Reise abzusetzen. Denn dann laufen Sie mit großer Wahrscheinlichkeit gesundheitlich auf Grund und machen früher oder später im Bordhospital fest. Wechseln Sie kurz vor der Reise auch nicht Ihre Medikamente, zum Beispiel den Gerinnungshemmer oder Blutdrucksenker. Lieber lange Erprobtes beibehalten und neue Therapieversuche erst in der Heimat starten.

Auf in den Kampf

Den Begrüßungscocktail hatte mein nächster Patient schon intus. Wortlos betrat er das Sprechzimmer, setzte sich und legte seine linke Hand samt Unterarm auf den Tisch, dick umwickelt mit Mullbinde.

»Sieht nicht gut aus, oder?«, sagte er zur Begrüßung. »Frenzel mein Name, Oberst a. D.«

»Was ist passiert, Herr Frenzel?«

»Wir sind um zwei Uhr heute Nacht aufgestanden, mein Sohn hat uns zum Flughafen gefahren. Ich wollte noch schnell den

Mülleimer rausbringen, das fängt ja sonst an zu stinken in zwei Wochen, Ordnung muss sein, und dann bin ich über das Fahrrad meines Nachbarn gestolpert. Ich habe ihm schon hundertmal gesagt, er soll es ordentlich im Hof abstellen, na, der kann was erleben, wenn ich nach Hause komme. Bin volle Kanne auf die Fresse geflogen, beide Knie aufgeschürft. Die Hand sah schlimmer aus, aber ich habe gedacht, das geht schon, habe sie gleich verbunden und mit Schmerzgel eingecremt, war ja beim Bund auch bei den Sanis, ich weiß, wie man das macht. Aber jetzt tut sie richtig weh, trotz Schmerzstillung mit zwei Caipirinhas nach Ankunft an Bord, hahaha.« Er lachte gequält, und ich sah, dass er starke Schmerzen hatte.

Im OP wickelte ich den Verband ab. Die Hand war dick wie eine Dampfnudel und blau verfärbt, das Handgelenk verformt und etwas seitlich verschoben.

»Bajonettstellung«, murmelte ich einen medizinischen Fachbegriff, mit dem eine bestimmte Art von Handgelenkfrakturen bezeichnet wird.

»Nö, mit Bajonetten haben wir nicht mehr geschossen, Herr Doktor, wir hatten schon richtige Sturmgewehre.«

Ich erklärte ihm, dass seine Fehlstellung des Handgelenks auf eine Fraktur hinwies, einen Bruch des Unterarmknochens mit Namen Speiche, und dass eines der beiden Bruchstücke seitlich verschoben war.

»Oha, gebrochen, Mist, dann hat die Salbe nichts bewirkt. Und was jetzt?«

»Jetzt machen wir erst mal ein Röntgenbild, und dann sehen wir weiter«, antwortete ich ihm.

Leider bestätigten die Aufnahmen meine Vermutung. Die Speiche war handgelenknah gebrochen, seitlich verschoben und nach oben abgekippt.

»Und jetzt?«, fragte der Oberst a. D.

Ich schlug ihm vor, einen Transport in eine landseitige Unfallchirurgie zu organisieren, wo er sich von einem Unfallchirurgen behandeln lassen könnte. Auf Mallorca gibt es hervorragende Kliniken.

Er schaute mich an, als ob ich eine leichte Form von Schwachsinn hätte, und erklärte: »Auf gar keinen Fall, Herr Doktor, da mache ich nicht mit, ich gehe im Ausland doch nicht in ein Krankenhaus. Ich kann doch die Sprache gar nicht, wer weiß, was die da mit mir machen und was es da zu essen gibt ... jeden Tag Nudeln mit Tomatensauce? Hahaha.« Lachend versuchte er seine aufkeimende Panik zu überspielen.

Geduldig erklärte ich ihm, dass wir in so einem Fall eine deutschsprachige Betreuung organisieren und mit einer internationalen deutschen Agentur zusammenarbeiten, die sich um alles kümmert, auch um eine Unterkunft für seine Frau in einem guten Hotel, Rückflugtickets nach der Behandlung, Bargeld, was auch immer er benötigte, bis er wohlbehalten in seiner Wohnung zu Hause angekommen wäre.

»Hm«, machte der Patient. Dann fragte er zögernd: »Können Sie das nicht hier machen?«

»Unsere Mittel an Bord sind trotz aller Technik beschränkt und nicht vergleichbar mit der Traumatologie auf der Insel, aber wenn Sie partout nicht wollen, kann ich versuchen, den Bruch wieder gerade zu ziehen, also zu reponieren, und Sie bekommen einen Gips.«

Sein Gesicht hellte sich auf. »Gerade ziehen. Das klingt prima, Herr Doktor, so machen wir es, ich bin nicht zimperlich, ich habe schon ganz andere Sachen durchgestanden, auf in den Kampf!«

Mit einer langen Nadel verabreichte ich dem Patienten eine örtliche Betäubung in den Bruchspalt. Während Nurse Tobias kräftig seinen Oberarm fixierte, zog ich mit meinen Händen an den Unterarmknochen, kippte dann die Speiche nach unten und schob sie mittig, damit die Bruchenden wieder in ihrer ursprünglichen anatomischen Position aufeinanderzuliegen kamen. Der Patient verzog keine Miene, die lokale Anästhesie schien gut zu wirken. Das Handgelenk sah nun deutlich besser aus, und ich war fürs Erste optimistisch. Unter Chirurgen gilt: Wenn es gut aussieht, ist es meistens auch gut. Tobias modellierte eine Kunststoffgipsschiene an den Unterarm nebst Hand. Im Kontrollröntgenbild sahen wir, dass die achsengerechte Stellung des Handgelenks wiederhergestellt war. Alle Röntgenbilder der *Mein Schiff*-Flotte werden teleradiologisch von einer großen deutschen Universitätsklinik zweitbefundet, und deren E-Mail bestätigte unsere Diagnose und Therapie.

Abschließend gab ich meinem Patienten Schmerzmittel mit und bat ihn zur täglichen Kontrolle ins Bordhospital. Wenn alles so blieb, würde er nicht operiert werden müssen.

Mit seiner gesunden Hand klopfte er mir auf die Schulter. »Saubere Arbeit, Herr Doktor!«

Ahoi-Tipp für jede Welle

Es kommt immer wieder vor, dass Gäste sich auf der Reise in den Urlaub oder in den ersten Stunden an Bord verletzen. Oft müssen sie mitten in der Nacht aufstehen und landen nach einer strapaziösen Reise übermüdet auf dem Schiff. Diese neue Umgebung ist faszinierend und wunderschön, und sie kommen aus dem Staunen nicht heraus. Und während sie den Pool bewundern oder wie Hans-guck-in-die-Luft das herrliche Panorama bestaunen, stolpern sie über einen Liegestuhl. Also seien Sie bitte gerade bei der Anreise und am ersten Tag achtsam! Und trinken Sie genug Wasser. Ein

Begrüßungscocktail gilt nicht! Als Faustregel gilt: Nach jedem Cocktail mindestens die gleiche Menge Wasser trinken.

Es ist menschlich und nachvollziehbar: Wenn man sich so lange auf eine Reise gefreut hat, dann will man sie auch unbedingt antreten, selbst mit einem Wehwehchen. Was aber, wenn daraus ein großes Weh wird? Ich erinnere mich an eine vierzigjährige Frau, die gleich nach der Einschiffung mit stärksten Bauchschmerzen ins Hospital kam. Seit zwei Tagen nahm sie immer stärkere Schmerzmittel, doch nun hielt sie es nicht mehr aus. Ihre Entzündungswerte waren hoch, und im Ultraschall fand ich eine Gallenblase randvoll mit Steinen. Die Patientin hatte Koliken und musste operiert werden. Die sofortige Ausschiffung, noch bevor sie ihre Suite bezogen hatte, war leider nicht zu vermeiden. Unter Tränen gestand sie, dass sie und ihr Mann lange auf die Reise gespart hatten und ihre goldene Hochzeit an Bord feiern wollten. Sie wollte die Reise um jeden Preis und auch ihren Mann nicht enttäuschen. Doch nun reiste sie in die nächste Klinik. Solche Schicksale sind bitter, auch für uns. Zum Glück hatte diese Patientin eine Auslandskrankenversicherung abgeschlossen, was manche Gäste jedoch vergessen, weil sie daran gewöhnt sind, dass in Deutschland jeder Mensch krankenversichert ist.

Wie teuer medizinische Behandlungen sind, wissen gesetzlich Krankenversicherte oft gar nicht. In vielen Ländern dieser Welt gibt es medizinische Behandlung nur für jene, die sie bezahlen können, also als Privatleistung. Auch die Kosten, die im Bordhospital entstehen, gelten als Privatleistung, werden von gesetzlichen Krankenversicherungen nicht getragen und vom Bordkonto abgebucht. Unsere Schiffskliniken weltweit vorzuhalten, mit hervorragend ausgebildeten deutschen Fachärzten und Fachkrankenpflegerinnen, alle mit langjähriger Berufserfahrung und multiplen Zusatzausbildungen für diverse Notfälle, mit modernsten und immer aktuell gewarteten Geräten, mit deutschen Medikamenten und Hygienestandards, ist mit höheren Kosten verbunden als an Land. Falls Sie einmal das Pech hatten, eine Privatklinik mit internationalen Standards zum Beispiel in Miami oder Dubai aufsuchen zu müssen, werden Sie feststellen, dass die Preise im Vergleich dazu im Bordhospital sogar eher moderat sind.

Aber das alles muss unsere Gäste nicht kümmern, wenn sie gut auslandskrankenversichert sind. Man sollte einfach im Hinterkopf behalten, dass immer irgendetwas passieren kann. Jeder kann durch tragische Umstände ausrutschen, die Treppe hinabstürzen, einen Herzinfarkt haben oder eine innere Blutung erleiden. Wenn diese Patienten dann auf der Intensivstation des Bordhospitals liegen, laufen sehr schnell Kosten im fünfstelligen Bereich und höher auf. Erst recht, wenn jemand ausgeschifft und mit dem Hubschrauber abgeborgen werden muss.

Ahoi-Tipp für jede Welle

Ohne Auslandskrankenversicherung sollte man keine Kreuzfahrt machen. Das gilt für jedes Alter! Wie Sie noch sehen werden, ist es ein Trugschluss zu vermuten, nur ältere Patienten würden auf dem Schiff einen Arzt brauchen!

Natürlich sind wir an Bord, damit unsere Gäste die bestmögliche medizinische Betreuung erhalten, doch die Möglichkeiten an

Bord haben ihre Grenzen, und Wunder können wir leider auch keine vollbringen. Oder nur kleine.

Wenn Gäste in südliche Gefilde reisen, sind ihre Kabinen in der Regel bereits am frühen Nachmittag bezugsfertig. Das ist eine sensationelle Leistung des Housekeepings, die mich immer wieder begeistert. Die Kollegen schaffen es, Tausende Kabinen in kurzer Zeit so herzurichten, dass sich die Gäste beim Betreten rundum zu Hause fühlen. Wer früher an Bord kommt, überbrückt die Zeit bis zum Bezug der Kabine gern am Sonnendeck. Die Anreise war anstrengend, da macht man doch gern ein Nickerchen. Nur kurz – und eine oder zwei Stunden später gibt es ein böses Erwachen, wenn die verbrannte Haut Blasen wirft, weil man versäumt hat, Sonnenschutz aufzutragen. Das dauert Tage und ist sehr schmerzhaft. Daran ist mit allen Cremes dieser Welt nicht viel zu ändern, die Haut muss erst wieder heilen. Deshalb noch einmal die Bitte: Seien Sie vorsichtig am verflixten ersten Tag!

Deck 13

Am nächsten Nachmittag, es war der erste Seetag dieser Reise für die neuen Gäste, wurde ich von der Rezeption während der Offiziersruhe in den Engine Control Room gerufen, die Kommandozentrale über die Schiffsmotoren und die Energieversorgung an Bord. Der Staff Chief Engineer, der Stellvertreter des Chief Engineer, habe sich den Fuß gebrochen und könne nicht mehr laufen. Mit der diensthabenden Nurse Anita eilte ich über die »Autobahn« zum Einsatzort. Im Gepäck hatten wir unseren Notfalltrolley, 25 Kilo schwer und randvoll mit allem, was man für die Erste Hilfe benötigt.

Neben der Marine und dem Hoteldepartment gibt es noch die

Zunft der Engine, also jener Frauen und Männer, die im Maschinenraum arbeiten. Sie steuern die gewaltigen Triebwerke, tief unten im Bauch des Schiffs, und weil sie mit Motoren und Öl zu tun haben, sind sie oft in Schwarz gekleidet. Fast immer sind es Griechen, zumindest die Chefs, Sprösslinge einer uralten Seefahrernation, Nachfolger des Odysseus. Wenn sie Uniform tragen, dann mit goldenen Streifen auf den Schultern. Odysseus wäre beeindruckt von der Engine gewesen, beherrscht sie doch eine Kunst, die zu seiner Zeit und mit einem Segelboot nicht möglich war: mit riesigen Antriebsturbinen gegen den Wind »segeln«. Die gigantischen Schiffsmotoren werden manchmal als unsere eisernen Segel bezeichnet. Geschmiedet werden einige davon unweit meines Geburtsortes im schwäbisch-bayerischen Augsburg, wo mit MAN Energy Solutions einer der größten Schiffsmotorenbauer der Welt ansässig ist.

Fallen sie aus, kann es zu einer Katastrophe kommen, vergleichbar mit dem Mastbruch bei einem Segelschiff. Dann ist man den Triebkräften des Meeres ausgeliefert, eine Odyssee beginnt.

Vielleicht erinnern Sie sich an die Bilder des Kreuzfahrtschiffs *Viking Sky*, bei dem ein niedriger Ölstand 2019 innerhalb von neunzehn Minuten für einen Ausfall aller vier Maschinen sorgte. Die Energieversorgung brach zusammen, und das Schiff geriet in Seenot, wurde wie Spielzeug von den Wellen des Nordmeeres hin- und hergeworfen, auf die norwegische Küste zugetrieben und wäre beinahe auf Grund gelaufen. Von den 1373 Menschen an Bord wurden knapp 500 mit Helikoptern evakuiert, bevor das Schiff knapp vor der Küste geankert und einer der vier Motoren wieder gestartet werden konnte.

Hoffentlich würden wir den Staff Chief Engineer nicht evakuieren müssen! Manche Brüche können sehr viel komplizierter sein als der des Oberst a. D. Nach Eingabe des Sicherheitscodes betraten Anita und ich das Nervenzentrum des Schiffs, an dem alle wichtigen Informationen zusammenlaufen und gesteuert werden. Hier stehen lange Pulte mit Messinstrumenten und Steuereinheiten, Großbildschirme an den Wänden zeigen die Messdaten von Turbinen-, Wasser- und Stromkreisläufen an. Vollgestopft mit Technik erinnerte es mich an ein Raumfahrtkontrollzentrum, in dessen Mitte auch Staff Chief Engineer Angelos auf einem Stuhl saß, aufrecht wie eine Rakete. Ich schätzte ihn auf zwei Meter Körpergröße und locker 120 Kilogramm Muskeln. Das linke Bein hatte er von sich gestreckt.

Die beachtliche Gestalt war flankiert von vier besorgten Kollegen.

Seit ich als Schiffsarzt unterwegs bin, habe ich selten einen Griechen behandelt. Sie vertrauen eigentlich nur hellenischen Ärzten, den direkten Nachfahren des Hippokrates, Urvaters der Medizin, dessen Eid jeder Arzt am Beginn seines Berufslebens schwört. Herbert sagte einmal über die Griechen, sie kämen lediglich ins Bordhospital, wenn es gar nicht anders gehe, erst kurz bevor sie zu sterben glauben. Nun, so weit war es hier noch nicht, aber dieser Grieche war ja auch nicht zu mir gekommen, sondern ich zu ihm.

»Was ist passiert?«, erkundigte ich mich.

»Ich bin mit dem linken Knöchel umgeknickt.«

Vielleicht doch nicht gebrochen, dachte ich erleichtert, bückte mich, um dem Patienten vorsichtig Schuhe und Socken auszuziehen. Bei der Untersuchung von Fuß und Unterschenkel konnte ich nichts Dramatisches finden. Keine Schwellung, nur eine leichte Rötung.

»Kannst du ihn bewegen?«, fragte ich.

Er kreiste den Fuß. »Ja, das geht.«

»Glaubst du, dass du aufstehen kannst?«

»Nein.«

»Warum nicht?«

»Ich komme nicht hoch. Es schmerzt wie die Hölle, da.« Er deutete mit seinem Arm auf die Lendenwirbelsäule. »Ich kann mich keinen Millimeter bewegen. Erst bin ich umgeknickt, ein bisschen gestolpert, konnte mich aber abfangen, und dann blitzartig dieser bestialische Schmerz im Rücken«.

»Hattest du das schon mal?«

»Nein, noch nie. Aber gestern war ich im Fitnessraum, habe eine Stunde Gewichte gehoben. Das war vielleicht zu viel, Doc?«

»Sieht so aus«, bestätigte ich ihm. »Vermutlich hast du einen Bandscheibenvorfall.«

»Das heißt?«

»Wir legen dir einen intravenösen Zugang, und du bekommst nacheinander drei sehr starke Schmerzmittel. Danach legen wir dich auf die Rolltrage, die wir jetzt gleich anfordern. So bringen wir dich ins Hospital.«

»Nein!«

»Nein?«

»Nur über meine Leiche!«

»Aber …?«

»Ich lass mich doch nicht vor der ganzen Crew wie ein gefallener Engel über die Autobahn rollen!«

Ich dachte kurz nach und kam zu dem Schluss, dass der starke Grieche nach starken Analgetika wahrscheinlich würde laufen können. Zumindest hoffte ich es, der Knöchel schien ja in Ordnung zu sein.

»O. k., Angelos, wir schauen, was möglich ist.«

Ich bat Anita, ihm einen intravenösen Zugang zu legen. An nunmehr unserem Monitor beobachteten wir seinen Blutdruck, die Sauerstoffsättigung und Herzfrequenz, während er langsam zwei stark wirksame Opiate und dann noch eine Infusion mit einem weiteren Schmerzvernichter erhielt. Bis diese Mischung ihn mobil machte, würde es fünfzehn bis zwanzig Minuten dauern, und so hatte ich etwas Zeit, mich in diesem faszinierenden Engine Control Room genauer umzusehen.

Doch … was war das? Zwischen all der futuristischen Hightechausstattung entdeckte ich seltsame analoge Gegenstände. Das waren … ja tatsächlich, kein Zweifel: zwei Heiligenbilder, orthodoxe Ikonen, um genau zu sein, darunter elektrische Kerzen mit LED-Licht … und das war doch ein Rosenkranz? Oder eine geweihte Ankerkette? An der gegenüberliegenden Wand strahlte das Antlitz eines heiligen Nikolaus, ganz in Gold. Einer der Griechen bemerkte meine entgeisterten Blicke und nickte mir zu. Ich fühlte mich ein bisschen ertappt und fragte offen: »Warum hängt der heilige Nikolaus bei euch?«

»Weil er der Schutzpatron der Seefahrer ist.«

»Faszinierend«, antwortete ich.

Bedeutet das, dass sich diese harten Typen, diese coolen Ingenieure keineswegs allein auf ihre Technik verließen, sondern auch dem Beistand höherer Mächte vertrauten? Es würde Sinn machen, denn gewissermaßen befanden wir uns in den heiligen Hallen des Schiffs.

»Auf die Messtechnik allein soll man sich niemals verlassen«, klärte Angelos mich mit seiner weichen Stimme auf. »Denk mal an die Viking«, fuhr er fort. »Das Meer ist für uns Griechen lebendig, ein Ort, in dem Götter wohnen, und die sollten einem wohlgewogen sein. Das ist keine künstliche, sondern organische Intelligenz. Kein Grieche, der mehr als Oliven in der Birne hat, würde sich ohne göttlichen Schutz auf die Meere wagen.«

»So viel Aberglauben hätte ich bei euch Hightechtypen nicht erwartet«, meldete sich nun plötzlich Anita nassforsch zu Wort. Augenblicklich wurde es still wie in einer Kirche. Wollte sie ihn provozieren oder necken oder…?

»Bei *uns*?«, fragte Angelos sie nach einer gefühlten Ewigkeit zurück, mit einem Blick, der Schiffsstahl schmelzen konnte. Beide erröteten. Dann setzte er augenzwinkernd nach:

»Was glaubst du, wieso der Fahrstuhl nach Deck 12 auf Deck 14 hält?«

Anerkennendes Raunen vonseiten der Griechen ob dieser geistreichen Replik. Und dann redeten alle durcheinander. Das fehlende Deck 13 und besonders der Totalausfall des Maschinenantriebs auf der *Viking Sky*, einem der modernsten Schiffe der Welt, beschäftigte uns eine Weile. Einer der Ingenieure war sich abschließend sicher: »Wenn ihr mich fragt, kann das nur einen Grund haben.« Die anderen nickten, ich war gespannt. Doch er beließ es bei dieser Andeutung. Ich musste die Antwort selbst finden. Die Griechen sind eben nicht nur eine uralte Seefahrernation, sondern auch große Philosophen.

Wie vermutet konnte Angelos sich nach fünfzehn Minuten erheben und erste vorsichtige Schritte wagen. Wie ebenfalls vermutet, weigerte er sich weiterhin, auf dem *Wheel Stretcher*, unserer Rolltrage, Platz zu nehmen. Mit herzlichen Boxhieben verabschiedeten ihn seine Kollegen – Wärme und Mitgefühl im Blick –, und er humpelte mit uns ins Hospital. Anita wich ihm nicht von der Seite, und er ließ sich von ihr sogar leicht stützen.

In unserer Ambulanz überwachten wir den Patienten mithilfe der Schmerzmittel aus der Familie der Opiate weitere zwei Stunden. Er hatte sich einen Nerv eingeklemmt. Die Wirbelsäule ist vergleichbar mit einem Mast, der auf dem Becken steht. Wie der Mast auf einem Segelschiff muss er gehalten und verspannt werden, damit er nicht umfällt. Auf einem Schiff sorgen Stahlseile dafür, die sogenannten Stagen, in unserem Körper übernimmt diesen Job die tiefe Muskulatur des Rückens.

Ich erklärte Angelos: »Wenn du diese Stahlseile durch Überbeanspruchung der Muskulatur zu sehr anziehst oder zu viel Gewicht an den Mast hängst, etwa durch übermäßiges Krafttraining, dann wird er krumm, eine Bandscheibe verrutscht, und ein Nerv kann eingeklemmt werden. In nächster Zeit erlaube ich dir im Fitnessraum nur Dehnübungen. Muskeln hast du doch schon genug, und als Ingenieur weißt du, nach fest kommt ab. Und hier hast du eine Krankschreibung und ein Rezept für Physiotherapie im Spa auf Deck 12.«

»12, nicht 13, alles klar, Doc«, grinste Angelos.

Zum Abschied empfahl ich ihm, im nächsten Hafen eine Kernspinaufnahme des Rückens und der Bandscheiben machen zu lassen. »Ich werde mit meinem Arzt in Griechenland telefonieren«, erwiderte Angelos, genau so, wie Herbert mir die Griechen als Patienten beschrieben hatte. »In ein paar Wochen steige ich ohnehin ab, dann werde ich das zu Hause in Angriff nehmen. Und übrigens: Wie du meine Schmerzen weggezaubert hast, das war schon cool. Ihr deutschen Ärzte seid vielleicht gar nicht so schlecht.« Ich wertete diese Frotzelei als ein gut gemeintes Kompliment, bei dem sich die Höflichkeit versehentlich verklemmt hatte, und wünschte Angelos gute Besserung.

Weniger ist Meer

Bandscheibenprobleme erlebe ich als Schiffsarzt selten bei der Crew und häufig bei den Gästen. Kreuzschmerz auf Kreuzfahrt ist ein Evergreen, ein Dauerbrenner. Manchmal sind es die ungewohnten Matratzen, manchmal ein überambitioniertes Sportprogramm, das auf die Stoßdämpfer zwischen den Wirbelkörpern drückt, und manchmal sitzt die Ursache tiefer, sehr viel tiefer, um genau zu sein.

Frau Hansen war eine vierzigjährige Geschäftsfrau ohne nennenswerte Erkrankungen. »Ich war noch nie schlimm krank. Eigentlich bin ich immer fit.«

Auf ihrer vierzehntägigen Reise durch das sommerliche Mittelmeer kam sie dreimal mit unterschiedlichen Beschwerden. Zuerst Schnupfen, dann Rückenschmerzen, dann Schlaflosigkeit. Von Mal zu Mal wirkte sie verzweifelter. Als sie an diesem Tag in die Sprechstunde kam, hatte sie einen Gesichtsausdruck wie ein Grabstein.

»Was ist denn bei Ihnen los?«, fragte ich sie, »Sie sind hier im Hospital schon Stammgast. Dabei haben Sie keine Vorerkrankungen, sind sozusagen …, wie sagt man heute, ein *Best Ager*, eine Frau in ihren besten Jahren?«

Mein kleines Kompliment hatte nicht den gewünschten Effekt. Sie begann zu weinen. »Gerade jetzt! Ich hatte mich so auf den Urlaub gefreut, ich habe ihn so dringend nötig, Sie haben ja keine Ahnung, vielleicht sieht man es mir nicht an, aber ich habe echt genug, den ganzen Tag liege ich im Bett, anstatt im Liegestuhl.«

»Das tut mir leid«, sagte ich.

»Vor der Reise musste ich noch einen großen Auftrag abwickeln«, fuhr sie fort, »und habe mich mit Arbeit dermaßen überladen, dass ich auf dem Zahnfleisch eingecheckt bin.«

Ich nickte. »Dieses Leiden haben viele Gäste, die für zwei Wochen vorarbeiten und sich damit den Urlaub ruinieren. Sie kommen nicht erholungsbedürftig an Bord, sondern ausgebrannt.«

»So ist es«, bestätigte sie.

»Seit einiger Zeit gibt es sogar eine Diagnose dafür«, fuhr ich fort. »*Leisure Disease*, zu Deutsch Freizeiterkrankung. Sie äußert sich darin, dass man am Wochenende oder im Urlaub ohne erkennbare Ursache krank wird. Entdeckt haben sie zwei holländische Psychologen erst 2001. Nicht unter dem Mikroskop, sondern bei Menschen in freier Wildbahn, oder sollte ich besser sagen: im alltäglichen Wahnsinn. Inzwischen ist sie fast pandemisch.«

»Und wahrscheinlich kann man dagegen auch nicht impfen?«, fragte Frau Hansen mit einem gequälten Lächeln.

»Schön wär's, aber leider nein. Nach aktuellen Hochrechnungen war schon jeder Fünfte in Deutschland einmal davon betroffen. Die Symptome können sein: Kopfschmerzen, Mattigkeit und Erschöpfung, Schlafstörungen, Übelkeit und Erbrechen, grippale Infekte, Muskel- und Gelenkschmerzen, Depressionen und Angststörungen.«

»Kommt mir alles sehr bekannt vor«, seufzte Frau Hansen.

»Es gibt auch eine gute Nachricht, na ja, eine scheinbar gute Nachricht«, kündigte ich an. »Die Befindlichkeitsstörungen verschwinden wieder, wenn Sie in Ihrem gewohnten alten Trott malochen.«

Frau Hansen verdrehte die Augen »Na toll! Dann am besten einfach auf Urlaub verzichten! Das ist vielleicht ein Fiesling, dieses Leisure-Dings.«

Dem konnte ich nur zustimmen und führte aus: »Am liebsten attackiert sie Perfektionisten, die ehrgeizig sind, ein großes Verantwortungsgefühl haben und …«

»Stress!«, rief Frau Hansen.

»Genau.«

»Es fällt mir so schwer, im Urlaub in die Entspannung zu kommen, Herr Doktor. Obwohl ich es verzweifelt versuche. Wenn ich ehrlich bin, muss ich sagen, dass mich das Entspannen total anstrengt. Es stresst mich, dass ich mich entspannen muss und dass es nicht klappt, und dann bin ich noch gestresster. Stimmt da was nicht mir, ist das Psychodings … somatisch?«

»Sie meinen, wenn die Seele den Körper krank macht? Ja, so in der Art. Wieso macht Stress Schnupfen und Rücken? Ist es dann eine Erkrankung der Seele oder des Körpers? Beides! Man kann die Psyche – das griechische Wort für Seele ist ›Psyche‹ – nicht vom Körper trennen, sie sind ineinander verwoben und beeinflussen sich gegenseitig.«

Ich blickte auf meinen Computerbildschirm, ausnahmsweise keine weiteren Patienten im Wartezimmer, die meisten genossen also ihre Freizeit, anstatt an ihr zu erkranken. So hatte ich noch ein bisschen Zeit für diese Patientin, die mich mit Fragen löcherte und es ganz genau wissen wollte.

»In Zeiten von Stress produzieren unsere Nebennierenrinden das Stresshormon Adrenalin, das uns – für kurze Zeit – einen Energieschub schenkt. Solange Adrenalin in unseren Adern pulsiert, schüttet der Körper auch Cortisol aus, es ist entzündungshemmend und sendet Signale an das Immunsystem, dass es jetzt mal eine Pause machen kann.«

Frau Hansen nickte nachdenklich. »Ich habe eine Freundin mit einer Autoimmunerkrankung, Multiple Sklerose, bei der macht das eigene Immunsystem den Körper fertig. Wenn es gar nicht mehr geht, muss sie eine Cortisonspritze bekommen, um das eigene Immunsystem herunterzufahren, damit es nicht den Körper angreift. Ist das der gleiche Mechanismus?«

»Ein ähnlicher«, erwiderte ich. »Wenn Sie nach einer intensiven Arbeitszeit und einer vielleicht strapaziösen Anreise endlich Urlaub haben, das Schiff betreten, aufatmen, sich in einen gemütlichen Sessel an Deck sinken lassen und mit einem kühlen Glas Wein an der Reling mit Blick aufs schöne blaue Meer die Seele baumeln lassen wollen, sinkt der Adrenalinspiegel sofort, während das Cortisol aber noch länger aktiv ist, das – Sie erinnern sich – das Immunsystem vorübergehend in Urlaub geschickt hat. In diesem Stadium sind wir sehr verletzlich, und Viren haben freie Bahn, der grippale Infekt ist nicht mehr aufzuhalten. Aber das ist noch nicht alles! Manche Menschen verfügen sogar über die Fähigkeit, den eigenen Tod so lange aufzuschieben, bis es besser passt.«

Frau Hansen schaute mich skeptisch an.

»Denken Sie einmal an die Menschen, denen es gelingt, den Sterbeprozess so lange auszudehnen, bis sie einen bestimmten Menschen noch gesehen haben oder ein Enkel geboren wurde.«

»Oder ein Großauftrag in trockenen Tüchern ist«, ergänzte Frau Hansen, der nun ein Licht aufging.

»Ja«, bestätigte ich. »Leider gibt es viele Menschen, die auf die Signale ihrer Seele nicht hören. Sie machen hartnäckig weiter, auch wenn sie längst merken, es ist zu viel.«

Ich erklärte Frau Hansen, dass die Anspannung der Seele über das sympathische Nervensystem unweigerlich die Stahlseile der Rückenmuskulatur anspannt, bis sie schmerzt und Adrenalin einen Kampf- und Fluchtmodus aktiviert, der mit Schlaf nicht zu vereinbaren ist.

Frau Hansen atmete einmal tief durch. »Ja, so ist es. Wenn die Seele verstummt, fängt der Körper an zu reden. Eigentlich wollte ich abnehmen, Sport treiben, mit meinem Mann Fahrrad fahren und mit dem Meditieren anfangen. Ich habe mir extra eine App dafür runtergeladen, die mir eine Freundin empfohlen hat.«

»Erinnern Sie sich, was außen auf unserem Schiff steht?«

»*Mein Schiff 1*?«

»Ja. Und dann steht da noch *Wohlfühlen, Träume, Entspannung*. Selbstoptimierung und ›Werden Sie ein besserer Mensch‹ steht da nicht.«

Zum ersten Mal lächelte die Patientin. »Was hilft mir das?«

»Nun, Erkenntnis ist der erste Weg zur Heilung.«

»Aber was kann ich konkret tun?«

»Vielleicht einfach mal NICHTS! Was hält Sie davon ab, jeden Augenblick zu genießen?«

»O, da fällt mir auf Anhieb eine ganze Menge ein!«

»Schreiben Sie alle Punkte auf einen Zettel und legen Sie ihn ad acta, in eine Schublade. Sie können sich darum kümmern, wenn Sie zu Hause sind. Jetzt haben Sie Urlaub. Sie haben meine offizielle Erlaubnis, blauzumachen. Seien Sie freundlich zu sich selbst und verwalten Sie sich nicht wie eine Beamtin. Managen Sie sich nicht, als ob Sie Ihr eigener CEO wären.«

Als Frau Hansen mein Sprechzimmer verließ, sah sie nun ganz zufrieden aus. Ich erinnerte mich an das Buch *Die verlorene Kunst des Heilens* von Bernard Lown (1921–2021), dem großartigen Kardiologen, der mit der Erfindung des Defibrillators (ein Gerät, mit dem man dem flimmernden Herzen einen Stromstoß verabreicht) Zigtausenden Menschen das Leben gerettet hat. Er war nicht nur Technokrat, sondern auch ein Verfechter der Kunst ärztlicher Anteilnahme. Sein Buch ist ein Plädoyer für Menschlichkeit, und er vertrat die in der Medizin selten gewordene Ansicht: Wenn ein Patient das Behandlungszimmer verlässt, sollte er sich besser fühlen, als wenn er es betreten hat.

Die große Freiheit

Manche Gäste scheinen eine ärztliche Anordnung zu benötigen, um im Urlaub wirklich entspannen zu dürfen. Dabei sollte eine Kreuzfahrt selbstverständlich Urlaub sein! Doch sogar wenn Passagiere von allen Pflichten freigestellt sind – zweimal am Tag kommt der Zimmerservice, und rund um die Uhr erhalten sie leckere Speisen und Getränke –, sind manche doch ziemlich auf Trab. Man will ja nichts verpassen von all den Freizeitaktivitäten, und schon gar nicht will man die Chance verstreichen lassen, Land und Leute kennenzulernen bei einem der interessanten und abwechslungsreichen Ausflüge.

Auch wenn ich an Bord keinen Urlaub mache, so achte ich doch darauf, ab und zu an die frische Luft zu kommen und ans Tageslicht. Im Bordhospital gibt es nur künstliches Licht, und so ist es mir zu einer lieben Gewohnheit geworden, morgens vor der Sprechstunde einen Spaziergang über Deck 14 zu machen. Dabei erhalte ich gleich eine Prise des Lichthormons Vitamin D und einen Überblick, wo wir gerade sind: Neugierig schaue ich auf den Hafen und die Stadt, in der wie gerade liegen, oder, noch viel schöner, an einem Seetag auf das Meer. Die ersten Gäste drehen im Pool ihre Runden oder laufen auf der Joggingstrecke. Doch auch hier kann man sein blaues Wunder erleben.

»Vorsicht, aus dem Weg!«, brüllte jemand von hinten, als ich, vielleicht noch etwas verträumt, einem Liegestuhl auswich, der gerade mit einem Handtuch reserviert wurde – eine Unsitte –, und unbeabsichtigt kurz die Joggingstrecke betrat. Erschrocken sprang ich zur Seite. An mir vorbei schoss gehetzt ein älterer Herr im knallbunten Marathon-Outfit, dicht gefolgt von zwei Jugendlichen.

Am Nachmittag sah ich das Trio wieder, die beiden Jungs schoben ihren Opa mit einem Rollstuhl in die Sprechstunde. Er war von der Kletterwand in der Sportarena gefallen, sein rechtes Knie war dick geschwollen. Beim Röntgen stellte sich erfreulicherweise kein Bruch heraus, sondern ein Schaden des hinteren Innenmeniskus. Ich punktierte den Erguss. Während ich ihm gemeinsam mit Nurse Anita einen Stützverband anlegte, wirkte der Patient sehr bedrückt.

»Ist das jetzt der Anfang vom Ende? Mein Ziel war es immer, kein Alter auf der Ofenbank zu sein, sondern topfitter Opa. Meine Enkel sind dreizehn und vierzehn. Ich war stolz darauf, dass wir jeden Morgen zehnmal um den Pool laufen. Bis letztes Jahr war ich sogar schneller als sie. Doch nun, das ist jetzt unsere sechste Kreuzfahrt, überrunden mich die beiden.«

»Das ist doch schön«, versuchte Anita, ihn aufzumuntern.

Er seufzte und sagte wohl mehr zu sich als zu uns: »Ich dachte immer, ich kümmere mich um mich selbst, bevor es andere tun.«

»Prinzipiell stimme ich Ihnen zu«, sagte ich. »Wenn Ihr Knie wieder in Ordnung ist, dürfen Sie, nein, müssen Sie weiter Sport machen, das hält Sie fit. Aber bitte vermeiden Sie den Notausstieg aus der Kletterwand und Bestzeiten auf der Laufbahn.«

Er wirkte nachdenklich. »Vielleicht sollte ich versuchen, mehr Urlaub zu machen, statt«, er tippte auf seine Smartwatch mit Biotracking am Handgelenk, »Uhrlaub mit der Stoppuhr auf der Joggingstrecke.«

»Uhrlaub von der Uhr, das merke ich mir«, dankte ich ihm. Ein Arzt, der zuhört, kann von seinen Patienten vieles lernen.

Körperliche Betätigung empfehle ich allen Gästen, doch nicht jede Sportart passt zu jedem. Eckart von Hirschhausen sagte einmal, ein Pinguin und ein Adler sind beide Vögel und legen Eier, doch der eine kann gut fliegen und der andere gut schwimmen. Hören Sie in sich hinein! Haben Sie Lust zu laufen, schwimmen, walken, tanzen, hüpfen? Gymnastik oder Yoga? Fahrrad fahren? Da gibt es auf dem Schiff viele Möglichkeiten.

Ahoi-Tipp für jede Welle

Im Bereich Sport und Spa stehen Ihnen geschulte Fitnesstrainer zur Verfügung, die mit Ihnen gemeinsam das Passende aussuchen und die ersten Schritte mit Ihnen machen in eine fitte Zukunft.

Und die meines Erachtens schönste Möglichkeit, einem Land ganz nahezukommen, sind die Radausflüge. Sportlich oder ganz entspannt mit dem E-Bike.

Bewegung hilft auch dabei, dass der Körper mit der Zeit nicht die mathematische Idealform einer Kugel annimmt und der Gürtel nach vierzehn Tagen an seine Grenzen kommt. Doch Vorsicht Falle! Eine Kreuzfahrt ist eine ziemlich sichere Methode, unglücklich zu werden, wenn jemand in acht Tagen acht Kilo abnehmen will und gleichzeitig fünfmal am Tag essen geht. Das schmeckt nach Interessenskonflikt, und die Freizeiterkrankung lauert schon. Achten Sie also ein bisschen darauf, wann die innere Stimme *satt* signalisiert!

Das breit gefächerte Angebot köstlicher Speisen macht es leicht, sich an Bord ausgewogen und gesund zu ernähren. Also nicht nur an der Käsetheke stehen, sondern auch an der Salatbar. Nicht nur Schokoladenmousse als Nachtisch, sondern mal Obst. Auch wenn Herbert den Nachtisch immer zuerst verspeiste und dann vielleicht keine Zeit mehr für Vitamine hatte. Ärzte sind eben auch nur Menschen.

Dieser ganz besondere Mensch würde übermorgen von Bord gehen, das Hospitalteam schenkte ihm einen Gutschein für eine Lomi-Lomi-Massage im SPA, und danach ging das Team noch gemeinsam essen.

»Ich freue mich schon auf die nächste Reise«, erzählte Herbert uns. »Bin gespannt, wo es hingehen wird, die Ostküste der USA würde mich sehr reizen.« Mit seinem typischen Schalk fügte er noch hinzu: »Reise vor dem Sterben, sonst reisen deine Erben.« Niemand von uns ahnte, wie schnell sich das bewahrheiten würde.

Herberts Nachfolger hieß Klaus, ein in sich gekehrter, wortkarger Kardiologe, mit dem ich nicht so schnell warm wurde. Man muss aber auch sagen, dass Chirurgen und Internisten traditionell nicht die besten Freunde sind. Unter Herzchirurgen kursiert der Witz, dass Kardiologen noch nie ein echtes Herz gesehen haben, aber alles darüber wissen.

Nach dem Abendessen stand ich mit Herbert – die Ärzte geben sich zum Schichtwechsel nicht die Klinke in die Hand, sondern ihre Dienstzeiten überlappen sich noch ein bis zwei Tage für die Übergabe – gemeinsam an der Reling, um das abendliche Auslaufen zu betrachten. Das war etwas Besonderes – weil immer einer von uns im Dienst war, hatten wir das noch nie Seit' an Seit' erlebt. »Ich freue mich, wenn wir bald mal wieder ein Team wären, du bleibst doch an Bord der *Mein Schiff*-Flotte?«

»Das wäre mein größter Wunsch«, antwortete ich aufrichtig und genoss den Moment. Ich war auf dem Meer.

Die berührende *Mein Schiff*-Hymne »Große Freiheit« von James Last und Unheilig erklang, viele Gäste umarmten sich, vereinzelt entdeckte ich auch Tränen, und alle sahen glücklich aus.

O, große Freiheit
Ich hab' mich nach dir gesehnt
Du hast dich in mein Herz geträumt
Es ist schön dich wiederzuseh'n

In diesem Augenblick hörte ich hinter mir eine bereits bekannte Stimme, die energisch rief: »Aus dem Weg!« Das kam mir bekannt vor. Das darf doch nicht wahr sein, dachte ich, und schon schoss ein Rollstuhl an uns vorbei, in dem der verletzte Opa saß: das verletzte Knie in Streckstellung, die Krücken in der einen Hand, die Stoppuhr in der anderen. Geschoben wurde das rasende Gefährt von seinen beiden Enkeln. Kurz winkte er mir mit einer Krücke, bevor er auf einem Rad in die nächste Kurve schleuderte.

Ich lächelte. Aus eigener Erfahrung weiß ich, dass nicht alle Aha-Erlebnisse sofort einen Preis für Nachhaltigkeit erhalten. Aber wenn sie einmal aufgeblitzt sind, wird es meistens leichter. Sich schieben zu lassen, anstatt immer selbst Vollgas zu geben, ist schon mal ein Anfang. Was auch immer Ihnen Spaß macht, tun Sie es! Spaß und Freude sind Booster für das Immunsystem und das beste Gegenmittel gegen die Freizeiterkrankung. Sie haben die große Freiheit, Sie selbst zu sein und den Urlaub Ihres Lebens zu machen. Sie haben die Freiheit, etwas zu verpassen, und Sie haben die Freiheit, sich nicht mit anderen zu vergleichen. Sie haben die Freiheit, folgende Frage ganz für sich selbst zu beantworten:

Was hält mich davon ab, ich selbst zu sein?

Vielleicht setzen Sie sich dazu an Deck, blicken aufs Meer, inhalieren die salzige Luft, tanken Sonne, lassen Ihre Gedanken fliegen und inhalieren mit vollen Zügen Vitamin See. Die ehrliche Reflexion macht Sie nach und nach wieder zum Kapitän Ihrer Seele. Was auch immer Ihnen einfällt, notieren Sie es auf einem Stück weißem Papier und setzen Sie damit Segel zu sich selbst.

Aber bitte hinterlassen Sie keine anonymen Botschaften, die Sie an Deck irgendwo ablegen, zum Beispiel bei den Rettungsbooten. Diese werden regelmäßig von der Decksmannschaft inspiziert und gewartet. Und manchmal, wenn wir vor einer Insel ankern, werden sie auch zu Wasser gelassen und fungieren als Tenderboote, in denen die Gäste an Land gebracht werden und nach einem erlebnisreichen Ausflug wieder zurück.

Es war der letzte Seetag einer Reise, am nächsten Morgen würden wir die bezaubernde Hafenstadt Valletta erreichen. Das Mittelmeer war ruhig und wie immer unergründlich, als einem philippinischen Crewmitglied der Decksmannschaft ein Schraubenschlüssel aus der Hand fiel und sich unter der mechanischen Winde eines Rettungsboots verkantete. Er musste sich flach auf den Bauch legen und konnte sein Werkzeug mit langem Arm und spitzen Fingern gerade noch so erreichen. Zu seiner Verwunderung förderte er nicht nur seinen 18er-Ringschlüssel hervor, sondern auch einen Briefumschlag, auf dem handgeschrieben stand:

Abschiedsbrief für meine große Liebe

Da er der deutschen Sprache nicht mächtig war, informierte er seinen Vorgesetzten und der wiederum den Sicherheitsoffizier, der für die Rettungsboote zuständig ist. Dieser befand, dass Liebesbriefe zwar gefährlich sein können, aber nicht in seinen Verantwortungsbereich gehörten, und machte sich auf den Weg zur Rezeption. Wahrscheinlich, so mutmaßte er, hatte ein Gast diesen Brief verloren, und für *Gesucht und gefunden* ist die Rezeption zuständig. Doch je länger der Sicherheitsoffizier darüber nachdachte, desto mehr klingelten seine Alarmglocken. Er erinnerte sich an den Fall des deutschen Sängers Daniel Küblböck, der sich – ohne Abschiedsbrief – ins Nordmeer hatte fallen lassen. Hatte sich hier ein Gast oder Crewmitglied von Bord verabschiedet? War in dunkler Nacht über die Reling geklettert, unter den Rettungsbooten durchgekrochen, hatte seinen Brief niedergelegt und war ins Wasser gesprungen?

Der Sicherheitsoffizier änderte seinen Kurs schnurstracks in das Büro des Kapitäns. Dieser teilte seine Bedenken und öffnete den Umschlag. Die poetisch-blumige Sprache des Briefes war schwer zu interpretieren. Weil der Kapitän wusste, dass ich auch ein Mann des Wortes bin, klingelte kurz darauf mein Telefon. »Reinhard, kannst du mal auf die Brücke kommen, ich muss dir was zeigen.«

Kurz darauf reichte er mir den Brief: »Lies das mal!«

Verwundert nahm ich das blaue Büttenpapier, auf dem in gut leserlicher Handschrift stand:

> *Meine große Liebe,*
> *die Zeit mit dir war unendlich kostbar, der Abschied schmerzt mich tief. Ich bin unendlich traurig und kann nicht glauben, dass unsere Wege sich nun trennen.*
> *Für ewig möchte ich mit dir vereint sein.*
> *Deine Liebste*

»Und?«, fragte der Kapitän. »Was hältst du davon?«

»Könnte von Rosamunde Pilcher sein«, dachte ich laut. Als ich in das düster umwölkte Gesicht des Kapitäns blickte, erkundigte ich mich: »Worum geht es denn überhaupt?«

»Kann es sein, dass sich da jemand von uns verabschiedet hat? Der Brief wurde auf einem Außendeck unter den Rettungsbooten gefunden.«

Noch einmal las ich den Brief. »Ausschließen würde ich es nicht«, antwortete ich.

»Wir werden die Fahrt maximal verlangsamen und müssen sofort die Kameraaufnahmen auswerten«, wies der Kapitän den anwesenden Brückenoffizier und Chief Security Officer an. An dieser Stelle sei erwähnt, dass die meisten Außen- und Innenbereiche des Schiffs von Kameras überwacht werden und es nur wenige schwarze Löcher im System gibt, die nicht einsehbar sind. Nach einer Stunde kam der Anruf der Security: »Negativ, in den letzten 24 Stunden nichts Auffälliges zu sehen.«

»Es bleibt uns nichts anderes übrig, als die Landseite zu informieren und alle Personen an Bord zu *mustern*.«

Eine Musterung haben die Gäste bereits nach ihrer Ankunft auf dem Schiff einmal verpflichtend geübt, und ab dann sollten sie ihre Musterstation (mit den Bezeichnungen A, B, C, D, E oder F) im Kopf haben. Sie steht aber auch auf der Bordkarte. Über die Lautsprecher des Schiffs bat der Kreuzfahrtdirektor nun alle Gäste und die Crew, sich »aufgrund einer dringenden Angelegenheit« an ihrer Musterstation einzufinden. So eine Durchsage ist eine delikate Sache, und ausdrücklich wies er darauf hin, dass keine aktuelle Gefahr bestehe, es aber notwendig sei, zu überprüfen, ob die Passagiere vollzählig an Bord seien.

Dieser Aufforderung kamen die Passagiere bereitwillig nach, und auch die Crew konnte gezählt werden. Nach zwei Stunden kam die Entwarnung. Alle Mann an Bord. Alle Mann auf der Brücke waren sehr erleichtert. Der Chef des Sicherheitsdienstes, ein Serbe, der schon bei mehreren Reedereien gearbeitet hatte, war voll des Lobes für die Gäste: »Dass das so glatt und schnell geht, hätte ich nie im Leben erwartet. Ihr Deutschen geltet ja allgemein als megapünktlich, megaordentlich, megakorrekt. Die Crew macht manchmal ihre Witze darüber. Kennst du den …? Was ist das kürzeste Buch der Welt?«

»Nein!«

»Das Buch über deutschen Humor … hahaha.«

»Nicht witzig«, antwortete ich.

Der Serbe schlug mir feixend auf die Schulter, wahrscheinlich weil ich sein Witzchen spontan bestätigt hatte. Dann fügte er versöhnlich hinzu: »Wirklich, ich finde die deutsche Disziplin unserer Gäste echt beeindruckend. Bei einem *Oscar* würde das sicher ähnlich gut laufen.«

Falls Sie einmal die Durchsage *Oscar Oscar Oscar* hören sollten, bedeutet das nicht, dass der kleine Oscar seine Mama verloren hat und nun gesucht wird oder ein Preis verliehen wird, sondern dass ein Mensch über Bord gefallen ist beziehungsweise dieser Notfall gerade mit einem Dummy geübt wird. In diesem Fall folgt der *Oscar*-Durchsage *This is a Drill* (Das ist eine Übung).

Nach mittlerweile Zigtausenden von Seemeilen habe ich es noch nie erlebt, dass jemand über Bord gegangen ist. Einfach von Bord fallen kann man nicht, da die Decks sehr stabil gesichert sind.

Was also tun, wenn eine Person trotzdem ins Wasser fällt, springt oder, ja, auch das ist leider denkbar: gestoßen wird? Behalten Sie den Verunfallten unbedingt im Auge! Wenden Sie Ihren Blick nicht ab – sonst ist sein Kopf hinter der nächsten Welle verschwunden. Rufen Sie um Hilfe und instruieren Sie andere, dass diese sofort die Brücke verständigen. Wenn greifbar, werfen Sie einen Rettungsring ins Wasser. Diese sind überall auf den Außendecks angebracht. Aber am wichtigsten: Im Auge behalten! Denn das Schiff entfernt sich rasch von der Unglücksstelle, der Bremsweg bei einem Notstoppmanöver kann zwei Kilometer betragen. Wir haben für solche Fälle ein sehr schnelles und wendiges Motorboot an Bord, das ruckzuck mit einer Seilwinde zu Wasser gelassen werden kann. Wenn möglich, fährt auch der Schiffsarzt oder eine Nurse mit, um Erste Hilfe zu leisten. Wie alles auf dem Schiff werden auch solche Szenarien laufend geübt.

Im unwahrscheinlichen Falle, dass einmal das ganze Schiff evakuiert werden müsste, erfolgt das Signal dazu mit sieben kurzen Tönen und einem langen. Auch dann werden alle Menschen an Bord gemustert. Gibt der Kapitän schließlich das Kommando zum Verlassen des Schiffs, geht es von hier aus in die Rettungsboote. Schon einige Male habe ich Menschen mit nachdenklichen Gesichtern davorstehen sehen. Ob sie wohl stabil genug sind? Ob genug davon an Bord sind? Ich kann Sie beruhigen: zweimal ja. In die Rettungsboote steigen in einem Ernstfall, wenn das Schiff evakuiert werden muss, überwiegend Gäste ein. Die Mehrheit der Crew rutscht über eine Rettungsrutsche, wie man sie auch bei Flugzeugen kennt, in die Rettungsinseln. Sie befinden sich in den tonnenartigen Behältern neben den Rettungsbooten. Blitzschnell sind sie aufgeblasen und haben einen Durchmesser von circa fünfzehn Metern. Weil diese Rutschpartie gewöhnungsbedürftig ist, wird sie von Zeit zu Zeit demonstriert, aber nicht auf hoher See, sondern wenn wir in einem Hafen liegen. Als wir das einmal geübt haben, trug Herbert ein T-Shirt mit dem Aufdruck *Don't forget to sing in the Lifeboats* (Vergessen Sie nicht, im Rettungsboot zu singen). Eine seiner grandiosen Lebensweisheiten. Was er wohl zu dem mysteriösen Abschiedsbrief gesagt hätte? Trotz intensiver Recherche konnte die Urheberin nie gefunden werden. Wenn Sie mich fragen, war es ein Abschiedsbrief an das Meer oder die alte *Mein Schiff 1,* die bald ausgemustert und 2018 durch einen Neubau mit gleichem Namen ersetzt würde. Manche Menschen haben eine innige Beziehung zu *ihrem* Lieblingsschiff. Die Wahrheit werden wir nie erfahren, sicher ist allein: Es war wohl eine große Liebe.

Die Wellen der Lust

Ich weiß, wie sich das anfühlt. Auch ich habe mein Herz an die See verloren, und besonders mag ich ruhige Nächte, wenn das Meer schwarz und das Leben auf dem Schiff zur Ruhe gekommen ist, wenn es so still ist, dass sogar das Rauschen der Wellen am Bug hörbar wird.

Es war kurz nach Mitternacht, ich saß auf dem Crewdeck ganz vorne am Bug und betrachtete den Sternenhimmel. Übermorgen würden wir Gibraltar erreichen, fast zwei Seetage lagen vor uns. Wie schön, dass ich auf dem Meer zu Gast sein durfte. Ich fühlte mich eins mit diesem Element, wie ein Fisch im Wasser. Dabei sind wir Menschen Landtiere, gehen auf zwei Beinen und haben mancherlei Gebrechen.

Mein Telefon klingelte.

Ich trage es immer bei mir, denn Menschen brauchen auch nachts ärztliche Hilfe. Nicht selten sind Schmerzen oft schon den ganzen Tag, vielleicht sogar schon seit mehreren Tagen spürbar. Doch die Patienten melden sich erst, wenn sie es nicht mehr aushalten. Und das ist oft nachts der Fall, wenn der Schmerz immer mehr Raum einnimmt und die Ängste größer werden, weil im Außen wenig Ablenkung herrscht. Dann rufen sie die Rezeption an, diese informiert die diensthabende Nurse, die nach Rücksprache mit den Patienten meistens mich anruft, außer jemand braucht zum Beispiel wegen leichter Zahnschmerzen nur eine Schmerztablette oder ein Pflaster für eine Bagatellwunde. Im aktuellen Fall war eine ärztliche Konsultation nötig, denn »eine Patientin auf Deck 8 ist gestürzt und kann nicht mehr laufen«, berichtete die Senior Nurse Oliver und beendete das Gespräch mit den Worten: »Ich geh schon mal vor.«

»Okay, ich komme gleich nach.«

Zehn Minuten später klopfte ich an eine angelehnte Kabinentür. Herr Petersen im weißen Bademantel begrüßte mich. »Danke, dass Sie gleich gekommen sind. Meiner Frau geht es nicht gut.«

Die Balkontür war geöffnet, der dreiviertelvolle Mond schien in die Kabine. Auf dem Sofa saß leicht stöhnend eine circa fünfzigjährige Frau, neben ihr Oliver, der ihren Blutdruck maß. Auch Frau Petersen trug einen weißen Bademantel. Ihr linkes Bein war unnatürlich nach außen verdreht.

»Mein Name ist Dr. Friedl, was kann ich für Sie tun?«

»Ich kann nicht mehr auftreten«, sagte die Patientin und stöhnte.

»Ist das plötzlich passiert?«

Sie zögerte, wechselte einen Blick mit ihrem Mann und sagte dann stockend: »Ich saß auf dem Sofa und habe gelesen und …«

»… dann kam diese Welle«, warf Herr Petersen ein.

»Ja genau«, nickte seine Frau. »Es war eine ziemlich starke Welle, und irgendwie, fragen Sie mich nicht wie, bin ich vom Sofa gerutscht und blöd gefallen, und jetzt habe ich höllische Schmerzen.«

»Die Sache ist nämlich die«, begann Herr Petersen, und seine Frau fuhr fort, »dass ich vor zwei Monaten ein neues Hüftgelenk bekommen habe.«

»Links«, ergänzte Herr Petersen.

»Ja, links«, bestätigte seine Frau.

»Wie kommen Sie auf die Idee, dass es am Hüftgelenk liegt«, fragte ich das Ehepaar, das ja ohnehin wie mit einer Stimme sprach. Ferner entstand in mir die Frage, von welcher Welle hier die Rede war. Selten hatte ich das Meer so glatt erlebt.

Frau Petersen öffnete ihren Bademantel, unter dem sie nackt

war, und wies auf eine gut verheilte Narbe. Ein frisch operiertes Hüftgelenk kann bei Fehlbelastung auskugeln, zum Beispiel wenn zu starke körperliche Aktivitäten zu früh nach der Operation durchgeführt werden. Aber einfach so auf dem Sofa? Ich erkundigte mich noch einmal nach dem Hergang.

»Wie gesagt, die Welle«, wiederholte Frau Petersen.

»Nun ja«, sagte ich freundlich, »so unruhig ist das Meer heute nicht. Haben Sie vielleicht auch ein bisschen Gymnastik gemacht oder eine falsche Bewegung?«

Blitzartig errötete sie. Ihr Mann räusperte sich und ging dann auf den Balkon, wo er sich eine Zigarette anzündete. Ob es die Zigarette *danach* war?

Während meiner Ausbildung in der Allgemeinchirurgie und als Notarzt habe ich mehr erotische Unfälle gesehen, als mir lieb ist. Doch im vorliegenden Fall hätten präzise Angaben bezüglich des traumatischen Auslösemechanismus bei der Verdachtsdiagnose geholfen. Oliver teilte mir mit, dass Frau Petersens Blutdruck normal war. Ich untersuchte das Hüftgelenk und das Bein, das in seiner unnatürlichen Fehlstellung eingerastet erschien. Es war klar, dass wir die Patientin ins Hospital bringen und röntgen mussten, um herauszufinden, ob die Hüftgelenksprothese sich gelockert hatte, gebrochen oder aus der künstlichen Gelenkpfanne herausgerutscht war, was als Luxation bezeichnet wird. Noch in der Kabine legte ich einen intravenösen Zugang und applizierte ein Schmerzmittel. Währenddessen holte Oliver die Trage aus dem Hospital.

Herr Petersen hatte fertiggeraucht, stand in der Balkontür, blickte abwechselnd zu Boden oder zum Mond, seufzte zwischendurch und trat von einem Bein aufs andere. Als ob er ein schlechtes Gewissen hätte oder sich schämte. Obwohl die Balkontür offen stand, war die Luft zum Schneiden dick.

»Könnte es sein, dass die plötzliche Welle eine Welle von Lust und Begehren war?«, fragte ich Frau Petersen ein bisschen gestelzt. Das hörte sich idiotisch an, aber was Besseres fiel mir gerade nicht ein, und ich wollte auch nicht indiskret sein. Die beiden schienen zart besaitet. Doch natürlich brauchte ich genauere Kenntnisse über den Unfallhergang.

Frau Petersen seufzte und gab sich einen Ruck: »Na gut, was ist denn schon dabei … ja, wir hatten Sex!« Und nach einer kleinen Pause zwinkerte sie ihrem Mann zu. »Endlich mal wieder gevögelt.« Herr Petersens Kopf wurde rot wie die Positionslampe an Backbord der *Mein Schiff 1*, aber er lächelte zurück. Augenblicklich entspannte sich die Situation, nun war es raus, der Knoten geplatzt.

»Natürlich hätten wir es anders gemacht, wenn wir das gewusst hätten … aber wer ahnt denn so was? Wann ich wieder Fahrrad fahren darf und Rasen mähen und wie ich Treppen steigen soll, das wurde mir in der Rehaklinik im Detail auseinandergesetzt. Ich habe noch nie im Leben Rasen gemäht, und Fahrradfahren kann ich nicht ausstehen. Aber wie man hinterher … Liebe macht, darüber hat uns keiner informiert, und Sie haben es ja gemerkt, wir tun uns schwer, über Sex und so Sachen zu reden, da haben wir uns auch nicht getraut zu fragen. Es ist ja auch nicht das Erste, woran man nach einer Operation denkt. Verstehen Sie das?«

Ja, das verstand ich sehr gut. Längst nicht alle Ärzte und auch nur wenige Patienten sprechen das Thema Sexualität nach Operationen von sich aus an. Obwohl der Hüftgelenksersatz einer der häufigsten operativen Eingriffe ist und die meisten Betroffenen schon lange vorher wegen Hüftschmerzen auf den Koitus verzichten müssen. Wenn sie endlich wieder auf den Beinen sind, erwacht meistens auch das sexuelle Interesse. Leider wissen viele Damen und Herren nicht, wie sie sich dabei in den ersten Monaten bewegen dürfen und was sie besser lassen sollen. Das ist auch abhängig vom Geschlecht und von operativen Faktoren und kann am besten vom operierenden Chirurgen beantwortet werden. Er hat das Gelenk am Ende der OP durchbewegt, weiß also genau, wo die Schwachpunkte liegen könnten. Bei Frauen sind in den ersten Monaten starkes Beugen der Hüfte und Abspreizen der Beine, wie es zum Beispiel bei der beliebten Missionarsstellung oder auch bei der Reiterstellung, wenn sie auf ihm sitzt, meistens zu vermeiden. Aber es gibt ja noch viele andere Möglichkeiten, die schönste Nebensache der Welt des Lebens zu genießen, vielleicht ist es sogar eine Chance, mal was Neues auszuprobieren.

Im Hospital bestätigte das Röntgenbild unserer Beckenübersichtsaufnahme, dass der Prothesenkopf aus der Pfanne gerutscht war, mutmaßlich durch rhythmisches Hämmern und Abspreizen der Beine. Im Gegensatz zu einer ausgekugelten Schulter ist das Einrenken eines luxierten Hüftgelenks leider nicht ohne Weiteres möglich, denn es gibt sehr starke Gegenspieler. Wenn Sie einmal Ihren Oberschenkel mit dem Oberarm vergleichen, werden Sie feststellen: Er hat den mehrfachen Umfang aufgrund von viel mehr Muskulatur. Diese fixiert das Bein reflexhaft, um Schmerzen zu vermeiden, und lässt sich auch durch sehr starkes Ziehen nicht erweichen, so weit nachzugeben, dass der Kugelkopf wieder in die Pfanne springt.

Deshalb muss ein Medikament gespritzt werden, das sämtliche Muskulatur des Körpers entspannt, leider auch die des Atmens. Nach Lehrbuch kann das Einrenken daher nur in Vollnarkose unter künstlicher Beatmung durchgeführt werden. Diese Möglichkeiten haben wir auch an Bord und setzen sie bei einem lebensbedrohlichen Notfall ein. Ein solcher lag hier aber nicht vor, und außerdem war die Patientin nicht nüchtern, sie hatte vor drei Stunden zu Abend gegessen, »mit einem hervorragenden Wein«. Die Gefahr, dass sie bei der Narkoseeinleitung erbricht und das Erbrochene die Atemwege verstopft, war nicht zu unterschätzen. Bis Gibraltar wollte ich die Patientin aber nicht unbehandelt lassen, denn bei einer solchen Fehlstellung können Durchblutungsstörungen am Bein und dauerhafte Nervenschädigungen folgen.

Was also tun? Ein Kreuzfahrtschiff kann nicht mal eben blinken, rechts ranfahren und die Patientin in einer Klinik abgeben. Aufgrund seiner Größe und der nautischen Gegebenheiten kommen nur wenige Häfen zum »Parken« infrage. Eine mögliche Option war der Notfalltransport mit einem Rettungshubschrauber an Land. Ein Helikopter kann aber nicht auf dem Schiff landen, die Patientin würde im Tragekorb liegend mit einer Seilwinde in die Lüfte gehoben und abgeborgen. Ein risikoreiches Unterfangen für die Patientin, die Hubschrauberbesatzung und das Schiff, das ebenfalls kritischen Notfällen vorbehalten bleibt, wenn es keine andere Möglichkeit gibt. Wir befanden uns also in einer echten Zwickmühle und überlegten im Team hin und her. Wir waren eine bunt gemischte Truppe mit recht unterschiedlichen Vorerfahrungen, kamen aber überein, dass ein Repositionsversuch aufgrund unserer Kompetenz und Erfahrung in jedem Fall vertretbar sei. Zugute kam uns, dass Pfleger Oliver viele Jahre in einer orthopädischen Klinik gearbeitet hatte.

Mein Kollege Klaus sollte die Narkose machen. Nicht eine risikoreiche Vollnarkose im Atemstillstand, sondern Frau Petersen sollte nur in einen leichten Dämmerschlaf geschickt werden und starke Schmerzmittel erhalten. Dafür ohne muskelentspannende Medikamente, wie es im Lehrbuch steht, und ohne Garantie, dass es klappen würde. Eine solche gibt es natürlich auch in einem Krankenhaus an Land nicht, aber die Voraussetzungen mit Radiologie, Chirurgie und Anästhesie sind weitaus besser.

Nachdem wir alle Optionen ausführlich mit der Patientin und ihrem Mann besprochen hatten, waren beide erleichtert, dass wir den Eingriff an Bord versuchen wollten. Frau Petersen unterschrieb eine Einverständniserklärung, und wir bereiteten alles vor: das heißt, wir legten zwei weitere intravenöse Zugänge und richteten auch alles her für eine Notfallbeatmung. Auch wenn wir das vermeiden wollten, so mussten wir auf alle Eventualitäten vorbereitet sein. Das Narkosemittel flutete langsam an, und auch das Schmerzmittel tat seine Wirkung, die Patientin schloss die Augen, atmete aber noch ausreichend selbst. Der Monitor zeigte nach einer Weile stabile Werte für Blutdruck und Sauerstoffsättigung.

»Wie fühlen Sie sich?«, fragte Klaus.

»Völlig schwerelos«, flüsterte sie, und dann schnarchte die Patientin wieder.

Sehr gut, dachte ich, genau so soll es sein. Sehr langsam hob ich das luxierte Bein hoch. Frau Petersen zeigte keine Schmerzreaktion. Dann legte ich mir das abgewinkelte Knie über die Schulter, stemmte mich mit durchgedrückten Knien und Rücken gegen den OP-Tisch und begann langsam zu ziehen. Die Nurses Tina und Oliver zogen an den Achseln in die Gegenrichtung, damit die Patientin nicht vom OP-Tisch rutschte. Man darf in einem solchen Fall auf keinen Fall ruckartig agieren, sondern erhöht kontinuierlich den Druck auf das Gelenk. Manchmal dauert es ein paar Minuten, bis das erlösende *Klack* zu hören ist. Wenn es überhaupt zu hören ist … Ich zog und zog, meine Muskeln begannen zu zittern, Schweiß trat mir auf die Stirn, aber mein Gegenspieler, die Oberschenkelmuskulatur der Patientin hielt tapfer dagegen. Nach einer gefühlten Ewigkeit ging mir allmählich die Kraft aus, ich ächzte und knirschte mit den Zähnen, fluchte innerlich und war drauf und dran loszulassen. In dem Moment drückte Oliver seitlich mit Schmackes auf das Hüftgelenk, und das erlösende Klack erklang. Gleich danach noch eines, das war der Stein, der mir vom Herzen fiel.

»Wie sagt der Kaleu* im Film *Das Boot*?«, fragte Oliver und antwortete grinsend gleich sich selbst: »Gute Leute muss man haben.«

Wir waren sehr erleichtert, und mehr als das: Wir waren glücklich, und als Frau Petersen wieder richtig wach war, wollte sie jeden von uns einmal drücken. Trotz des guten Ausgangs des Eingriffs empfahlen wir der Patientin dringend, im nächsten Hafen das Schiff zu verlassen, da die Gefahr bestand, dass es erneut zu einer Hüftgelenksluxation kommt ... nicht nur beim Auf-dem-Sofa-Sitzen. Das Ehepaar Petersen folgte unserem Rat, wenn auch schweren Herzens, und wurde in Gibraltar morgens von Bord gebracht.

Mutterliebe

Viele Gäste und auch die Crew machten sich an diesem Morgen den Weg hinauf zum berühmten Affenfelsen, auf dem rund 300 Berberaffen hausen. Sie sind neugierig, possierlich und leider auch diebisch. Weshalb den Besuchern dringend geraten wird, auf gar keinen Fall Taschen oder Rucksäcke mit Reißverschluss mitzunehmen, denn unsere gewitzten Verwandten öffnen diese gerne mal, vor allem, wenn sie darin etwas Leckeres vermuten.

Das alles focht Frau Klein, eine ältere resolute Dame, nicht an. Sie dachte sich wohl, ich habe zwei Kriege überlebt, und von so ein paar lausigen Affen lasse ich mir doch nicht den Schneid abkaufen. Also packte die gute Seele auch eine kleine Brotzeit mit Apfel und Brötchen vom Frühstückbüfett in ihre Tasche. Mit der Seilbahn fuhr sie hinauf, genoss den Ausblick, und als die Sonne am höchsten stand, wollte sie ihre Tasche öffnen.

---

* Kapitänleutnant

Das war gar nicht nötig, denn ein kleiner Affe kletterte an ihr hoch und nestelte mit seinen Händchen schon am Reißverschluss. Er war ein noch unerfahrener Dieb und ließ sich auf frischer Tat ertappen.

»Na warte, Bürschchen!«, fuhr Frau Klein ihn an, packte ihn am Genick und schüttelte ihn. »Was ist das denn für eine Erziehung?«

Nun kann man in Erziehungsfragen natürlich durchaus unterschiedlicher Meinung sein, und die Begebenheit wurde von der Affenmama sehr genau beobachtet. Wütend und geladen wie eine Kanone kam sie ihrem Sprössling zu Hilfe, sprang mit einem Riesensatz an Frau Klein hoch und evakuierte ihren Liebling, der in seiner Verzweiflung schon in den kleinen Finger von Frau Klein gebissen hatte. Ob der Gewalt des Aufpralls stürzten alle drei eine steinige Böschung hinunter. Was für die Affen nur ein Purzelbaum gewesen sein mochte, hatte für Frau Klein schlimme Folgen.

Die begleitende Ausflugsexpertin verarztete die Dame notdürftig und informierte das Schiffshospital, dass ein Gast übel gestürzt sei. Wir erwarteten Frau Klein den ganzen Nachmittag, aber sie kam erst mal nicht. Punkt achtzehn Uhr, zu Beginn der Gästesprechstunde, humpelte sie dann über die Schwelle. Das Gesicht grün und blau von Prellungen, Oberlippe aufgeplatzt, die Knie unter dem zerrissenen Kleid aufgeschürft und an der rechten Hand ein Pflaster. Sie steuerte die Rezeption an, wo ein hustendes kleines Mädchen mit ihrer Mutter stand. Das starrte Frau Klein unverhohlen an, versteckte sich dann hinter dem Bein ihrer Mutter und fragte:

»Bist du vom Fahrrad gefallen?«

»Nein, gebissen worden.«

»Vom Fahrrad?«

»Nein, von Affen«, antwortete Frau Klein grimmig.

Ich bat die Patientin in den OP, in dem wir auch Wunden versorgen, und untersuchte sie von oben bis unten. Besonders tat ihr das Atmen weh, doch im Röntgenbild zeigten sich keine Rippenbrüche, nur Prellungen. Die Sonografie war ebenfalls unauffällig. Die Wunden an den Knien säuberten wir von Steinchen, desinfizierten und legten Verbände an. Da Frau Klein eine gültige Tetanusschutzimpfung hatte, brauchten wir nicht nachzuimpfen. Dennoch war das Thema Impfen nicht vom Tisch, denn am rechten kleinen Finger, wo der junge Affe sie gebissen hatte, sah man eine kleine gerötete Wunde, die eher an einen Insektenstich erinnerte.

»Der Lump hat mich nur gezwickt«, sagte sie, als sie ihre Hand betrachtete, »Gott sei Dank, nichts passiert.«

So sicher war ich mir da nicht, denn wilde Tiere können Tollwut übertragen. Ich überlegte, ob wir die Patientin dagegen impfen müssten. Ich wusste jedoch, dass die Affen von den Briten, wenn schon nicht erzogen, so doch gehegt und gepflegt wurden, und ließ über den Hafenagenten anfragen, ob die Tiere tollwutgeimpft seien. Die Antwort war positiv, ja, es gibt sogar einen Corporal der britischen Armee, der sich um das gesundheitliche Wohl der wilden Horde kümmert. Einer Überlieferung zufolge soll Winston Churchill höchstpersönlich den Auftrag dazu gegeben haben, denn einem Mythos nach würde die britische Fahne so lange über diesem winzigen Außenposten Englands wehen, solange Affen über die Felsen sprängen.

Nachdem Frau Klein ohne Tollwutimpfung verarztet war, fragte ich sie, warum sie nicht früher ins Hospital gekommen war.

»Was man sich einbrockt, muss man auch selber auslöffeln«, klärte sie mich auf. »So bin ich erzogen worden. Und wegen meiner Dummheit brauche ich niemanden in seiner Mittagspause zu stören.«

Etwas freundlicher fügte sie hinzu: »Aber wie Mutter Affe sich für den Kleinen eingesetzt hat, das war schon beeindruckend … das ist wahre Mutterliebe, auch wenn es mit der Erziehung des kleinen Rotzlöffels noch hapert. So, nun wartet das Auslaufen. Ich hoffe, ich sehe Sie nicht wieder, Herr Doktor.«

Ich höre diesen Satz oft, und er macht mir nichts aus, wer will schon zum Arzt, noch dazu im Urlaub.

»Außer vielleicht für einen Drink an der Bar«, sage ich dann immer, und auch diesmal verfehlte mein kleiner Scherz seine Wirkung nicht. Nun musste die Patientin doch noch ein bisschen lachen und hielt sich dabei ihre schmerzenden Rippen.

Ahoi-Tipp für jede Welle

Achten Sie darauf, dass Sie mit einer aktiven Tetanusschutzimpfung an Bord kommen. Kleine Verletzungen können immer einmal auftreten, und dann sind Sie gegen Wundstarrkrampf geschützt. Gegen Tollwut müssen Sie nicht zwingend geimpft sein, aber halten Sie sich von Tieren in anderen Ländern fern. Ich habe es sogar schon erlebt, dass die zahmen Eichhörnchen im Park von Miami in einen Finger statt in die Nuss bissen.

Der Abschied von den Affen war beeindruckend, beim Auslaufen ragte der berühmte Felsen von Gibraltar wie ein Ozeanriese aus dem Meer. Einst markierte er zusammen mit dem gegenüberliegenden Berg Dschebel Musa in Marokko das Ende der Welt. Der Legende nach ließ Herakles am Ausgang des Mittelmeers eine Inschrift anbringen, eine Warnung an alle Seefahrer: *non plus ultra* – nicht mehr weiter.

Das *Nonplusultra* für viele unserer Gäste ist es, das Auslaufen mit einem Glas Sekt auf dem Balkon ihrer Kabine zu beobachten und aufs Meer zu blicken oder zur Brücke. Dort oben können sie den nautischen Offizieren zusehen, wie sie das riesige Schiff souverän von der Pier wegbewegen, es vielleicht noch einmal im Hafenbecken um seine eigene Achse drehen, um es dann hinauszuschippern aufs blaue Meer – während der aufkommende Fahrtwind sanft über die Haut streichelt. Gewiss kann das erotisierend sein, und es ist wohl schon vorgekommen, dass Paare das Ein- und Auslaufen auf dem Balkon sozusagen nachstellen.

Der Kapitän hatte eine sehr charmante Art, Passagiere darauf hinzuweisen, dass sie ganz alleine nur *in* ihrer Kabine waren. »Ich weiß, dass Sie beim An- und Ablegen gern hoch zu uns zur Brücke schauen. Aber vergessen Sie nicht«, fuhr er fort, »wir sehen auch Sie.«

Die Stürme des Lebens

Über die Straße von Gibraltar verließen wir das geschützte Mittelmeer, das Mare Nostrum, und fuhren hinaus, jenseits der Säulen des Herakles, jenseits von *non plus ultra* und dorthin, wo Platon das untergegangene und sagenumwobene Reich Atlantis vermutete, das dem Atlantischen Ozean seinen Namen gab. Was ist der Unterschied zwischen einem Meer und einem Ozean? Meere sind von Land umgeben, zum Beispiel Mittelmeer, Schwarzes Meer oder Kaspisches Meer. Die sieben Weltmeere sind eigentlich Ozeane: Nordatlantik, Südatlantik, Nordpazifik, Südpazifik, Indischer Ozean, Arktischer Ozean am Nordpol und Antarktischer oder Südlicher Ozean am Südpol. Ozeane sind so groß, dass sie Kontinente trennen. Um von dem einen in den anderen zu gelangen, müssen Seeleute die gefürchteten Kaps umrunden wie Kap Horn an der Südspitze von Südamerika, das den Atlantischen Ozean vom Stillen Ozean (Pazifik) trennt, oder das Kap der guten Hoffnung an der Südspitze von Afrika, das man auf dem Seeweg nach Indien umschiffen muss und das folglich den Atlantik vom Indischen Ozean trennt. Seit Kurzem kann man diese Reise auch mit *Mein Schiff* machen, und ich hoffe, ich werde bald einmal Gelegenheit dazu haben.

Wir drehten den Bug in die entgegengesetzte Richtung. Mit dem aufkommenden Sommer sollte die *Mein Schiff 1* den weißen Nächten entgegenfahren, Richtung Nordatlantik, wo die Sonne niemals untergeht, zum Nordkap, nach Island und Spitzbergen, zu den Ländern, wo Rentiere, Elfen und Trolle heimisch sind. Doch zuerst mussten wir die Westküste Galiciens, die sogenannte Costa de la Muerte, die Küste des Todes, im Nordwesten der Iberischen Halbinsel passieren. Dieser wilde Küstenabschnitt ist wegen der dort vorherrschenden rauen See von Seefahrern seit jeher gefürchtet; viele Schiffbrüchige fanden hier ihr kühles Grab.

Frau Rose wollte in zwei Tagen ihren fünfundfünfzigsten Geburtstag feiern, aber an diesem Morgen fühlte sie sich nicht wohl; sie hatte unruhig geschlafen und war früh aufgewacht. Sie fragte sich, ob sie gestern zu viel gegessen oder die leckeren Garnelen nicht vertragen hatte. Meeresfrüchte standen eher selten auf ihrem Speiseplan, diesen Luxus konnte sie sich nicht leisten. Oder lag es am Seegang? Tief unter ihrem Balkon auf Deck 12 sahen die Wellen jetzt größer und wilder aus als auf der bisherigen Reise. Sie beschloss als Erstes, ihre Blutdrucktabletten zu nehmen, dann würde sich dieses merkwürdige Unwohlsein schon geben. Und wenn ihr Mann Karl aus der Dusche kam, würde sie ihn zum Frühstück begleiten. Sie musste ja nichts essen. Doch eine Tasse grüner Tee täte sicher gut.

Mein morgendliches Ritual auf See war es, nach dem Aufwachen als Erstes die Vorhänge neben meiner Koje auf Deck 2 aufzuziehen und neugierig durch mein Bullauge zu blicken. Heute schlugen gewaltige Brecher gegen die Scheibe, und ich wurde gewahr, dass das Schiff auch leicht stampfte und rollte.* Eine Stunde später saß ich mit einer Tasse Kaffee im Hospital, las meine E-Mails und wartete auf den ersten Patienten.

Aus dem Lautsprecher direkt über mir rauschte es kurz, und dann ertönte die Durchsage »Starcode – Starcode – Starcode, Deck 8, Treppenhaus A, backbord«.

---

* Stampfen und Rollen: Bewegung des Schiffs um die Querachse (Auf- und Abwärtsbewegung) beziehungsweise um die Längsachse (Seitwärtsbewegung).

Aha, dachte ich, da ist er schon, aber anders als erwartet, nicht er kam zu mir, sondern ich zu ihm. Gefolgt von Nurse Anita, die den Notfalltrolley hinter sich herzog, rannte ich los. *Starcode* ist nicht das Signal, dass das Seminar für Sternenkunde gleich beginnt, sondern ein medizinischer Notfall.

Auf dem Weg zum Aufzug hatte sich Frau Rose nicht besser gefühlt, und ihr fiel ein, dass sie zweimal in den letzten zehn Jahren einfach so umgekippt war. Jedes Mal wurde sie danach von Kopf bis Fuß untersucht, ihr Innerstes nach außen gedreht, aber nie wurde eine Ursache gefunden. »Wird schon wieder nichts sein dieses Mal«, dachte sie bei sich, doch der Flur kam ihr immer länger vor. Jeder Schritt wurde schwerer als der vorherige, und sie fing heftig an zu schwitzen.

»Du Karl, ich muss mich mal hinsetzen«, sagte sie zu ihrem Mann. Ihr Herz raste, und sie bekam kaum mehr Luft. Karl erschrak, als er in ihr leichenblasses Gesicht blickte, der Pony klebte nass an ihrer Stirn. Er konnte seine Frau gerade noch abstützen, als sie sich an die Wand lehnte und auf den Boden rutschte. Panik kroch in ihm hoch, und er bat zwei Gäste, die auf den Aufzug warteten: »Holen Sie bitte Hilfe, meiner Frau geht es nicht gut, ich glaube, sie wird gleich bewusstlos.«

Über das Treppenhaustelefon informierten die Gäste die Rezeption und diese die Brücke: »Auf Deck 8 im Treppenhaus A liegt eine bewusstlose Person.« Der diensthabende Brückenoffizier löste Alarm aus.

»Starcode – Starcode – Starcode, Deck 8 – Treppenhaus A, backbord. Ich wiederhole …«

Wenn diese Durchsage ertönt, lässt jedes Mitglied des medizinischen Teams alles stehen und liegen und eilt zum Ort des Notfalls. Parallel macht sich ein Team von Laienhelfern aus der Crew, das sogenannte Stretcherteam (*Stretcher* ist das englische Wort für Trage), auf den Weg zum Hospital und bringt das gesamte

Notfallequipment: Defibrillator und EKG, Absaugpumpe für die Atemwege, Beatmungsgerät, Sauerstoff und Kindernotfalltasche. Wir sind so gut ausgestattet wie jeder Rettungswagen an Land, nur dass auf dem Schiff kein Auto fährt, sondern alles, was wir brauchen, vom Stretcherteam transportiert wird. Sogar Decken haben sie dabei, und wenn ein Notfall beispielsweise mitten in einem vollen Restaurant eintritt und Wiederbelebungsmaßnahmen durchgeführt werden, etablieren sie damit einen Sichtschutz. Herz-Lungen-Wiederbelebungsmaßnahmen können bis zu zwei Stunden dauern, auch dabei helfen sie uns und wechseln sich bei den Thoraxkompressionen ab.

Als wir eintrafen, war Frau Rose ansprechbar, und wir begannen den Notfall »abzuarbeiten«, wie man im Medizinerjargon sagt. Ich ging in die Hocke, sprach sie an:

»Wie geht es Ihnen?«

»Ach, Herr Doktor, ich weiß nicht ... nicht besonders, das Atmen fällt mir schwer.«

»Sie brauchen keine Angst zu haben«, sagte ich beruhigend. »Sie sind in erfahrenen Händen, wir kümmern uns um Sie.«

An Ort und Stelle wurde ein Notfall-EKG angelegt, darauf sah ich diskrete Veränderungen, aber keine sicheren Zeichen eines Herzinfarkts. Der Blutdruck und die Herzfrequenz waren leicht erhöht. Die Sauerstoffwerte im Blut waren etwas erniedrigt, aber nicht dramatisch. Wir legten der Patientin einen intravenösen Zugang, damit wir Medikamente spritzen konnten, sollte es erforderlich sein.

Inzwischen waren auch das Stretcherteam und meine übrigen Kollegen eingetroffen, wir gaben der Patientin etwas Sauerstoff über eine Gesichtsmaske und fuhren los, Richtung Hospital.

Am Aufzug erwartete mich bereits der *Chief Officer Safety* und schaute mich fragend an. Er ist bei medizinischen Notfällen mein Verbindungsmann zur Brücke. Deshalb kommt auch er zu jedem

Starcode, denn es könnte ja sein, dass wir gleich einen Helikopter oder andere Rettungsmittel benötigen. Zum Beispiel einen Seilzug, wenn ein Crewmitglied in einen Schacht gefallen ist. In seiner Zuständigkeit liegen auch die Bedienung der Rettungsboote, der Brandschutz und die Schulung der Crew bezüglich sicheren Verhaltens am Arbeitsplatz. Er ist sozusagen der Mann für alle Fälle an meiner Seite. Weil *Chief Officer Safety* ein langes Wort ist, nennen ihn alle nur *Safety*.

»Was Ernstes?«, fragte er mich.

»Ich kann es noch nicht sagen, wir müssen sie erst weiter untersuchen. Sie hatte keinen Unfall«, antwortete ich.

Im Hospital angekommen, nahmen wir Blut ab, und ich machte einen Ultraschall von Herz und Lunge. Die rechte Herzkammer, die sich sonst schlank und halbmondförmig an die Linke anschmiegt, war aufgeblasen wie eine Melone und pumpte schlecht. Dadurch schloss die Trikuspidalklappe zwischen rechtem Vorhof und Kammer nicht mehr dicht. Die Patientin hatte einen Flüssigkeitssaum um das Herz, einen sogenannten Perikarderguss. Damit war die Diagnose klar, auch ohne Labor, das noch Zeit brauchte: eine fulminante Lungenembolie. Ich griff zum Telefon, rief den Kapitän an.

»Wir brauchen einen Hubschrauber, Lungenembolie, drohende Lebensgefahr.«

»Verstehe. Wann?«

»So schnell wie möglich.«

»Ich sehe, was ich tun kann, und melde mich dann wieder.«

Bei gesunden Menschen fließt venöses und sauerstoffarmes Blut von den Venen in das rechte Herz, von dort in die Lunge, wo es mit Sauerstoff angereichert wird, und von dort dann in das linke Herz. Bei einer Lungenembolie ist die Lungenstrombahn des Blutes verstopft mit Blutgerinnseln. Die Ursachen können vielfältig sein, manchmal liegen sie in den tiefen Beinvenen. Oder wenn das Blut zu langsam fließt, zum Beispiel bei langem Sitzen mit angewinkelten Knien auf einer Reise, oder nach einer Operation, wenn man lange liegen muss. Dann können sich im roten Lebenssaft kleine Gerinnsel bilden, die immer größer werden. Es ist so, als ob ein Schneeball den Berg hinunterkullert, immer dicker wird und dann eine Lawine auslöst, die eine Katastrophe verursacht. Die Lungenstrombahn von Frau Rose war teilweise verschüttet, das venöse Blut erreichte die Lungenbläschen nicht mehr ausreichend, und die roten Blutkörperchen konnten nicht mit Sauerstoff beladen werden. Dann geht einem, wie man so sagt, die Luft aus. Ein Herzversagen droht. Auf unserer Intensivstation verabreichten wir Frau Rose Aspirin in hoher Dosis als Bolus. Heparin ließen wir als Dauerinfusion über eine elektrische Perfusorpumpe laufen. Beides sind Gerinnungshemmer des Blutes und sollen das weitere Ausbreiten der Lawine stoppen.

Mein Telefon klingelte, es war der Kapitän.

»Hubschrauber kommt in einer Stunde. Sie wollen noch einen Arztbrief.«

»Alles klar, danke.«

Die Patientin war stabil, wir konnten im Augenblick nicht mehr tun, und ich setzte mich an meinen Schreibtisch, um einen kurzen Arztbrief in »NATO-Englisch« zu schreiben, wie ein Kollege einmal sagte. Kurz, knackig, knapp. Nach zehn Minuten war er fast fertig, und eben wollte ich ihn abschicken, da kam Klaus in mein Büro. »Der Patientin geht es schlechter. Der Blutdruck fällt immer weiter, das Herz wird immer schneller.«

Auf der Intensivstation genügte mir ein Blick auf den Monitor: Blutdruck nur noch 85/60 mmHg, Herzfrequenz 130. Frau Rose war dabei, in einen lebensgefährlichen Schockzustand zu rutschen, und wurde instabil.

»Was meinst du, sollen wir eine Lysetherapie durchführen?«, fragte ich Klaus.

»Ist das Labor schon fertig?«, erkundigte er sich.

»Kommt gerade aus dem Drucker«, antwortete Oliver, und es war so, wie ich es erwartet hatte: Der Wert für D-Dimere hoch wie ein Wolkenkratzer. D-Dimere sind Abbauprodukte der Blutgerinnung, diese kamen aus den Blutgerinnseln in Frau Roses Lungenstrombahn.

»Ich hole schon mal Actilyse«, sagte Oliver und verschwand in der Apotheke. Man sollte eine Lysetherapie nicht erst durchführen, wenn ein Patient in einem manifesten Schock ist und kurz vor dem Sterben, aber eben auch nicht zu früh, denn diese Therapie ist nicht ungefährlich. Da Frau Rose noch ansprechbar war, erklärte ich ihr und ihrem Mann unser Vorhaben, schließlich mussten sie damit einverstanden sein.

»Dieses Mittel kann die Blutgerinnsel auflösen, macht aber das Blut auch komplett ungerinnbar. Sie könnten daran verbluten … und nichts und niemand an Bord würde das stoppen können.« Die beiden sahen mich schweigend an. Um ganz sicher zu sein, dass wir die Therapie wirklich durchführen könnten, fragte ich eindringlich:

»Hatten Sie in letzter Zeit eine Operation, eine Magenblutung oder einen Schlaganfall? Dann kann dieses Mittel tödlich sein. Deshalb haben wir es auch nicht gleich gegeben, es ist ein absoluter Notanker, und ob der hält, weiß ich nicht.«

»Ich will noch viele Kreuzfahrten mit meinem Karl machen. Versuchen Sie es, bitte!«

Wir starteten das Medikament, das nach einem bestimmten Schema über eine Stunde ins Blut der Patientin laufen musste.

Ich mailte den Brief an die Brücke. Er endete mit »Notfallausschiffung ASAP« (asap = *as soon as possible* – so schnell wie möglich), NATO-Style.

»Kann ich bitte mitfliegen?«, fragte Herr Rose.

»Das geht leider nicht«, bedauerte ich. »Ihre Frau wird an einem Seil hochgezogen.« Erschrocken schaute er mich an.

»Keine Sorge, vorher erhält sie ein starkes Beruhigungsmittel, da merkt sie gar nicht so viel.«

»Danke«, flüsterte Karl Rose betroffen.

Das Team der Bordreiseleitung, in Krisenintervention geschult, kam mit dem Pass der Patientin ins Hospital. Sie würden sich um Herrn Rose kümmern und alle seine Fragen beantworten. Der gesamte Ablauf der Notfallausschiffung inklusive Betreuung der Angehörigen folgt einem festgelegten Algorithmus an Bord und auch landseitig. Wir arbeiten mit einer international tätigen deutschen Agentur zusammen, die über Kontaktpersonen mit dem Patienten und der Klinik in dem jeweiligen Land in Verbindung bleibt und die Informationsbrücke zu den Angehörigen bildet. Sodass diese immer wissen, wo ihre Liebsten sind und wie es ihnen geht. Sie werden also nicht einfach ausgeflogen und allein gelassen, sondern die Betreuung endet erst, wenn ein Patient wieder zu Hause ist, selbst wenn das Monate dauern sollte.

Die Brücke informierte mich per Telefon: »Helikopter ist in sechzig Minuten über dem Winschareal. Bringt die Patientin auf Deck 14 und wartet im Treppenhaus. Dort erfolgt die Übergabe. Der Pilot informierte uns, ihr habt dafür zwanzig Minuten, dann muss die Patientin an Bord seiner Maschine sein. Aufgrund des langen Anfluges reicht das Benzin nicht länger … sonst dreht er ab.«

Nun werden Sie sich vielleicht fragen, wieso der Helikopter nicht auf dem Schiff landet. Das ist aus technischen Gründen nicht möglich, obwohl die alte *Mein Schiff 1* vom Heck bis zum Bug 262 Meter maß. Wir brachten die Notfallpatientin also auf Deck 14 und von dort auf eine Plattform hinter dem Schornstein.

Auf den Schiffen neuerer Bauart ist das Winschareal auf Deck 5 am Bug, gekennzeichnet durch einen gelben Kreis von circa fünf Metern Durchmesser. Bei einem Spaziergang über das Schiff lassen sich Gäste hier gerne an der Reling fotografieren, und viele Hochzeitspaare an Bord stellen die berühmte Szene aus dem Film *Titanic* nach. Leonardo Di Caprio und Kate Winslet stehen mit ausgebreiteten Armen am Bug, als wollten sie vor lauter Liebesglück davonfliegen.

Eine Art Hochzeit ist es auch, wenn zwei so große Maschinen wie ein Helikopter und ein Kreuzfahrtschiff sich in höchster Präzision miteinander verbinden. Wie in jeder Beziehung brauchen sie notwendigen Abstand, aber auch ausreichend Nähe. Eine Kollision würde nicht zu einer Beziehungskrise, sondern zwangsläufig zu einer Katastrophe führen. Deshalb werden alle vorderen Gästekabinen und der Spa sowie die Sauna vor einer solchen Rettungsaktion evakuiert.

45 Minuten später hörten wir im Treppenhaus bereits das tiefe Dröhnen der Motoren des riesigen Marinehelikopters, der sich langsam dem Schiff näherte und schließlich den Notarzt und einen Marinetaucher mitsamt Bergungskorb und Notfallequipment absetzte. Dann entfernte er sich wieder auf Sicherheitsabstand. Bloß keine Sekunde länger als notwendig so dicht am Schiff bleiben. Die Türen gingen auf, und die spanische Marinebesatzung kam im Fliegeroverall und wie Astronauten behelmt herein. Nun musste alles sehr, sehr schnell gehen. Mit dem Notarzt besprach ich die Vitalparameter der Patientin. Während des Lifts in den Helikopter musste die Patientin stabil sein, da die Behandlung während der kurzen Reise durch die Lüfte nicht intensiviert werden kann. Die Perfusoren und Monitorleitungen wurden dann abgenabelt und an die Systeme der Luftrettung angeschlossen. Dokumente wurden übergeben und Frau Rose in eine Art Schlafsack gepackt, damit sie nicht fror. Ge-

meinsam trugen wir die Patientin zum Winschareal. Der Hubschrauber war bereits wieder im Anflug und senkte sich wie in Zeitlupe auf circa dreißig Meter Höhe über dem Schiff ab. Das dauerte quälende lange Minuten. Unter den Rotoren herrscht Wind in Orkanstärke, und es ist unfassbar laut. Von alledem bekam die Patientin wegen der starken Beruhigungsmittel, die wir ihr verabreicht hatten, nichts mit. Zudem hatten wir ihr Lärmschutzkopfhörer aufgesetzt. Der Marinetaucher pickte das herabgelassene Stahlseil am Patientenkorb ein, dann am Gürtel des Notarztes und zuletzt bei sich selbst. Auf sein Zeichen sausten die drei wie in einem sehr schnellen Aufzug nach oben, während der Helikopter bereits wieder abdrehte. Zentrifugalen Kräften folgend, schwang das Trio weit auf das Meer hinaus wie an einer großen Schaukel, und es dauerte mindestens eine Minute, bis alle drei in der großen Öffnung des Helikopters verschwunden waren.

Viele Augenpaare blickten ihnen nach. Alles war perfekt gelaufen. Solche Szenarien werden von der Besatzung immer und immer wieder geübt, um das Risiko für die Patientin, den Helikopter nebst Besatzung, das Schiff, die Crew und die Gäste gering zu halten. Deshalb ist die Entscheidung zur Helikopterausschiffung eine der komplexesten, die ein Schiffsarzt treffen muss. Sie dreht sich um die Frage, ob die Vorteile einer Behandlung an Land die Gefahren des Transports und der Evakuierung überwiegen? Bei lebensbedrohlichen Durchblutungsstörungen wie einer Lungenembolie, einem Schlaganfall oder einem Herzinfarkt ist das ganz klar der Fall. Auch bei schweren Verletzungen und Blutungen. Dies alles unter der Voraussetzung, dass der Patient an Land auch die Therapie erhält, die er braucht. Gerade in sogenannten Entwicklungsländern ist das nicht immer garantiert, manchmal weiß man es auch einfach nicht. In solchen Fällen kann es besser sein, einen Patienten an Bord zu behandeln. Mit allen Konsequenzen. Und natürlich kommt es auch darauf an, welche Kompetenzen das medizinische Team an Bord hat und was es sich zutraut. Es ist immer eine individuelle Entscheidung, und nicht nur medizinische, sondern auch nautische und meteorologische Faktoren beeinflussen die Entscheidung. Eine weitere Frage ist es, ob ein Patient die Therapie sofort benötigt oder ob man ein Zeitfenster von zwölf oder 24 Stunden hat. Genügt es, wenn das Schiff schneller fährt? Auch das ist manchmal eine Option, aber es braucht sehr viel Erfahrung, das richtig einzuschätzen. Grundsätzlich bespreche ich alle bestehenden Optionen mit meinen Kollegen, dem Kapitän und natürlich den Angehörigen. Wenn möglich, natürlich auch mit dem Patienten.

Großer Ahoi-Tipp für jede Welle

Wenn Sie Luftnot haben oder Brustschmerzen oder sogar einen kleinen Schlaganfall vermuten, kommen Sie bitte nicht am Abend nach dem Ablegen ins Hospital oder am nächsten Seetag, sondern solange wir noch im Hafen liegen. Dann besteht die Möglichkeit, Sie auf einfachem Wege in eine Klinik zu bringen. Ich weiß, das möchte niemand, aber es ist immer noch besser, als mitten in der Nacht oder in stürmischer See an einer Seilwinde in einen Hubschrauber gehoben zu werden.

Meistens hören wir nach einer Notfallausschiffung nichts mehr von unseren Patienten. Das ist auch völlig in Ordnung so, wir machen nur unseren Job. Von Frau Rose erhielt die Reederei Monate später einen Brief, den sie an uns weiterreichte.

Von den nachbehandelnden Ärzten ist mir mitgeteilt worden, dass die schnelle und richtige Diagnose mit sofortiger Verabreichung der Lysetherapie mein Leben gerettet hat. Deshalb möchte ich mich beim Arzt des Schiffs und dem gesamten medizinischen Personal an Bord der Mein Schiff 1 ganz herzlich bedanken. Sie sollen wissen, dass ich Sie alle in meine täglichen Gebete einschließe. Danke.

Wenn wir ein Leben retten konnten, sind das Sternstunden für das Hospitalteam. Unser Ziel ist eine medizinische Versorgung auf höchstem Niveau, und die erreicht man nicht, indem man sich auf seinen Lorbeeren ausruht, sondern sich stets auch fragt, was man noch besser machen kann. Nach jedem Notfall setzen wir uns deshalb zusammen und besprechen den Einsatz. In diesem Falle war tatsächlich alles gut gelaufen. Aber nicht nur das. Wir sind eine Gruppe aus Individuen mit verschiedenen medizinischen Kompetenzen und wachsen zu einem Team zusammen, in dem sich jeder nach seinen Fähigkeiten einbringt und sich jeder auf den anderen verlassen kann. Dieses Momentum, wenn aus einem heterogenen Haufen ein Team wird, ist immer ein besonders schönes. Oft erkenne ich es daran, dass die Teammitglieder beginnen, aufeinander zu achten.

Ich saß in meinem Büro, als Anita anklopfte, sich vor mich setzte und direkt zur Sache kam, wie es so ihre Art war.

»Reinhard, du musst mal an die frische Luft!«

»War ich doch gerade, mehr als mir lieb war, meine Ohren sind noch immer ganz kalt«, gab ich lächelnd zurück.

»Du musst mal runter vom Schiff, Reinhard«, insistierte sie.

»Aber ich vermisse nichts, ich liebe es, auf See zu sein.«

»Glaub mir, so ein kleiner Landausflug tut dir gut, sonst kriegst du den Schiffskoller.«

»Ich lass es mir durch den Kopf gehen«, antwortete ich, »wahrscheinlich hast du recht.« Am nächsten Tag wusste ich: Anita hatte recht.

Dunkle Wolken

Am nächsten Morgen nach dem Anlegen ging ich als einer der Ersten von Bord, lief in der Morgensonne schnurstracks zum Bahnhof von A Coruña, löste ein Ticket und setzte mich in den Zug nach Santiago de Compostela, das ich dreißig Minuten später erreichte. Die mittelalterliche Stadt ist das Ziel des Jakobsweges, den jedes Jahr viele Tausend Menschen laufen. Ich bin ihn noch nicht gegangen, habe mir aber sagen lassen, man begegnet auf dieser Reise sich selbst, Gott und allerlei abenteuerlichen Situationen. Es gibt übrigens nicht einen Jakobsweg, sondern viele und sogar eine Seefahrervariante.

Einen Stempel in sein Pilgerbuch erhält man aber nur, wenn man mindestens hundert Seemeilen auf einem Schiff angereist ist und die letzten Kilometer zu Fuß zurückgelegt hat. Ob der liebe Gott in meinem Falle auch ein Kreuzfahrtschiff gelten lassen würde? Von den dunklen Wolken, die sich über mir zusammenbrauten, ahnte ich an diesem Vormittag auch nichts.

Ich mischte mich unter die Massen von Pilgern, und mit ihnen geriet ich in den Sog der wundersamen Kathedrale. In der halbdunklen Welt ihres Innersten mischte sich das Murmeln vielsprachiger Gebete mit Weihrauch und stieg empor zu den mächtigen Kuppeln und Türmen, die wie alte Radarmasten in den Himmel ragen. Der Erzählung nach stehen sie auf der Grabstätte des Apostels Jakobus. Er ist eine Berühmtheit unter den Aposteln, die schöne Jakobsmuschel wurde nach ihm benannt, und die Pilger um mich herum trugen sie gut sichtbar am Hut oder ihrem Wanderstab. Jakobus ist der Schutzpatron der Arbeiter,

Seeleute, Apotheker und Wallfahrer. Außerdem kann man ihn für gutes Wetter und eine üppige Ernte anrufen und sogar um Beistand bitten, wenn einen das Rheuma plagt.

In der Kathedrale zündete ich für zwei Euro eine Kerze an, denn einen Fürsprecher kann man immer gebrauchen – manchmal schneller, als man denkt. Nach einer geraumen Weile innerer Einkehr meldete sich mein Magen, und ich aß in einem Straßencafé den berühmten köstlichen Mandelkuchen, die *Tarta de Santiago*. Es berührte mich, in die glücklichen Gesichter der Pilger zu blicken, die es nach wochen- und monatelangem Weg endlich geschafft hatten. Vielleicht sollte ich den Weg selbst einmal gehen? Auch wenn ich jetzt schon einmal am Ziel war, es wäre nicht dasselbe. Irgendwo habe ich einmal Folgendes gelesen: Man kann mit einem Helikopter auf den Mount Everest fliegen und ein Foto machen, oder man kann ihn selbst besteigen und das gleiche Foto machen. Die Bilder wären identisch. Wieso also selbst gehen? Weil der Weg das Ziel ist!

Rechtzeitig machte ich mich auf den Weg zurück, um siebzehn Uhr wollte ich schließlich in der Sprechstunde sein. Als ich im Bereich des Kreuzfahrtterminals ankam, fuhr gerade ein grüner Bus mit der Aufschrift *Shuttle to Mein Schiff 1* vor meiner Nase ab, der die Gäste zum Schiff brachte. Kein Problem, dachte ich mir, dann laufe ich eben die paar Meter, ist ja sozusagen das Thema dieses schönen Tages, und es ist ja auch erst 16:30 Uhr. Nach hundert Metern hielt der Bus plötzlich an, die vordere Tür öffnete sich mit einem Zischen, und eine Kollegin der Ausflugsabteilung – ich erkannte sie an ihrer Uniform – fragte mich, ob ich mitfahren wollte. Sie hatte mich erkannt. Kurz überlegte ich. Eigentlich wäre ich gern gelaufen, aber wenn der Bus schon hielt … Ich wollte die Kollegin nicht brüskieren, bedankte mich und stieg in den Bus. Was ich nicht wusste, war, dass dies der letzte Bus war, der mit den letzten Gästen zurück zum Schiff fuhr. Ich hatte keinen blassen Schimmer, dass diese hilfsbereite Reiseleiterin dabei war, mir den Allerwertesten zu retten.

Big Banana

Als ich aus dem Bus stieg, wurde ich von der Human-Resources-Managerin und dem Chief Security Officer erwartet. Letzterer warf mir einen eiskalten Blick zu und sagte über sein Funkgerät in das Ohr des Staff Captain: »Jetzt ist er da.«

Noch immer hatte ich keinen blassen Schimmer, was hier los war, aber dass etwas überhaupt nicht stimmte, spürte ich. Kühl teilte mir die Human-Resources-Managerin mit: »Du bist mehr als eine halbe Stunde zu spät.« Mit hochgezogenen Augenbrauen blickte sie auf ihre Digitaluhr. »Exakt sind es 25 1/2 Minuten.« Sie zeigte auf das große Schild, an dem ich beim Verlassen des Schiffs achtlos vorbeigelaufen war:

Abfahrt: 17:30 Uhr
Alle Gäste an Bord: 16:30 Uhr
Crew an Bord: 16:00 Uhr

Wie hatte mir so eine Verspätung passieren können? Ich hatte das einfach übersehen. Dabei steht es in jedem Hafen quer am Ende der Gangway, sodass man fast darüberfällt. Damit es auch *wirklich* jeder Gast und jedes Crewmitglied mitbekommt. Ich war in meiner Vorfreude auf den Landgang in Santiago federnden Schrittes daran vorbeigelaufen und hatte es nicht einmal registriert in dem festen Glauben, auch heute würden wir, wie bisher immer, nicht vor achtzehn Uhr ablegen.

Oh, ich Bruder Leichtfuß! In diesem schrecklichen Moment

kam es mir vor, als würden sich in dieser Sekunde alle meine Träume in Luft auflösen. Ich wusste ganz genau, dass zu spät vom Landgang zurückzukehren höchst unangenehme Folgen hat. So betrat ich das Schiff schuldbewusst und benommen – wie hatte mir das passieren können! –, ging auf meine Kabine und zog wie in Trance meine Uniform an. Im Hospital wartete bereits eine Nachricht vom Staff Captain auf mich, ich sollte mich in fünfzehn Minuten bei ihm melden. Oliver wusste auch schon Bescheid und klopfte mir mitfühlend auf die Schulter: »Das wird schon nicht so schlimm werden. Du bekommst *Banana* vom Staff, und dann kannst du die Sache vergessen.«

Banana ist im *Mein Schiff*-Jargon das Codewort der Crew für einen Anschiss, eine Strafe.

Der Staff Captain, ein Bär von einem Mann mit dichtem Vollbart und lustigen Augen, der mir von Anfang an recht sympathisch gewesen war und mit dem ich schon öfter mal ein paar Worte gewechselt hatte, schaute mich sehr ernst an und teilte mir mit, dass ich gegen eine der wichtigsten Regeln auf dem Schiff verstoßen habe. Ich erwiderte, dass mir das bekannt sei, schließlich wird jedes neu aufgestiegene Crewmitglied bereits in der allerersten Fortbildung mit dem Namen *Shipboard Orientation Training*, also Orientierungskurs an Bord, auf die Regeln hingewiesen, was man darf, und, noch viel wichtiger: was man nicht darf.

»Gerade ein Offizier in deiner Position sollte das wissen!«, fügte der Staff Captain hinzu.

Das saß. Natürlich war ich in meinem bisherigen Leben nur so weit gekommen, weil ich professionell und verantwortungsbewusst handelte. Aber das alles half jetzt nichts. Ich erklärte ihm meinen Irrtum, und dass ich glaubte, mit Beginn der Crewsprechstunde würde ich auf jeden Fall rechtzeitig zurück sein. Ich konnte für mein Zuspätkommen nur um Entschuldigung bitten und bedauerte es zutiefst. Diese Minuten gehörten zu den peinlichsten in meinem gesamten Berufsleben.

Next Port Airport

Der Staff Captain hörte sich alles an, nickte und sagte dann: »Wir müssen hier streng sein, denn wenn jeder kommt, wann er will, würden wir bei fast tausend Crewmitgliedern nie ablegen. Das gilt auch für Gäste!«

Er zückte sein Smartphone und spielte mir einen Film vor, den es auf einem Social-Media-Portal zu sehen gab. Gäste einer anderen Reederei filmten von einem Balkon aus folgendes Szenario: An der Pier steht ein Gästepaar, das wohl viel zu spät zum Schiff kam und winkt und brüllt, fleht und droht hinauf in Richtung der Brücke. Die beiden versuchen verzweifelt, auf sich aufmerksam zu machen, während das Schiff völlig ungerührt ablegt. An- und Ablegen ist ein sehr komplexes Unterfangen, eine subtile Choreografie von Menschen und Maschinen, das, einmal im Gange, nur im absoluten Notfall abgebrochen wird. Der Staff Captain drückte auf die Pausentaste, und dann las er mir die Messe:

»Reinhard, wir machen uns das nicht leicht. Wenn ein Crewmitglied oder ein Gast fehlt, dann suchen wir sie. Befragen Freunde, rufen bei der Polizei an, kontaktieren die Hafenbehörden. Einmal ging in Dubai bei einem Ausflug zu einer der größten Shoppingmalls der Welt ein älterer Herr verloren. Als er nicht auf dem Schiff war, wurde die Mall so lange durchkämmt, bis wir ihn gefunden hatten. Auf der Rückseite jeder Gäste- und Crewkarte steht die Telefonnummer des Schiffs, da kann man anrufen, dann wissen wir, was los ist. Denn es könnte ja was passiert sein. Zum Beispiel könnte ein Taxi in einen Autounfall verwickelt sein oder sonstige höhere Gewalt das pünktliche Erscheinen verunmöglichen. Es muss also einen guten Grund geben für das Zuspätkommen. Denn die Uhr tickt – Hafengebühren sind teuer, und jede Stunde, die das Schiff länger vor Anker liegt, kostet Tausende von Euro. Sollten wir später ablegen, müssen wir schneller fahren, das bringt abermals Zusatzkosten mit sich.«

Mir wurde bewusst, welche Kettenreaktion auch ein kleines bisschen Zuspätkommen nach sich zieht. Der Staff Captain fuhr fort: »Wenn wir also nichts hören, wenn wir keine Information bekommen, weshalb jemand sich verspätet, müssen wir irgendwann ablegen. Das Housekeeping ist im schnellen Packen von Koffern sehr geschult, die Kollegen räumen eine Kabine in fünf Minuten. Das Gepäck wird dem Hafenagenten übergeben. Wenn die Maschinen dann einmal laufen und die Querstrahlruder den Bug von der Pier wegdrehen, gibt es kein Zurück. Für die Betroffenen heißt das *Next Port Airport*, der nächste Hafen ist der Flughafen.«

Noch besser verstand ich jetzt, wie komplex die Abläufe auf so einem Schiff sind, und empfand mein Verhalten als noch unverzeihlicher. Immerhin, der Staff Captain erkannte mein aufrichtiges Bedauern, denn er fügte etwas versöhnlicher hinzu: »Gewiss, der Jakobsweg kann einen schon mal die Zeit vergessen lassen.« Ich entspannte mich ein klein wenig.

»Ich habe neulich übrigens das Buch *Ich bin dann mal weg* von Harpe Kerkeling gelesen«, fuhr er fort.

Er lächelte. »Ich denke, dass dieser Titel nicht auf dich zutreffen wird.«

Wir verabschiedeten uns mit einem festen Händedruck. Auf dem Weg ins Hospital merkte ich, dass meine Knie noch immer weich waren. Ich war froh, als der erste Patient vor mir saß und ich wieder meiner Arbeit nachgehen konnte. Das gab mir Stabilität. Doch ausgestanden war die Sache noch nicht, denn der Staff Captain würde die Geschichte mit dem Kapitän besprechen.

Ahoi-Tipp für jede Welle

Machen Sie beim Verlassen des Schiffs mit Ihrer Handykamera ein Foto von den Ablegezeiten, um Irrtümern vorzubeugen.

Schiffbruch

Ich hatte alles auf die Karte Schiffsarzt gesetzt. Den Herzchirurgenkittel an den Nagel gehängt und aufwendige Zusatzausbildungen absolviert. Diese Entscheidung und der Weg aufs Schiff hatten mich sehr viel Kraft und Mut gekostet. Nun fühlte ich mich wie ein tragischer Held, der schon auf der ersten Reise Schiffbruch erlitten hatte. Dieses Lied singt auch der antike Dichter Homer in seinem Heldenepos *Odyssee.* Darin beschreibt er die Irrfahrten des Odysseus. Ich habe das Buch immer im Gepäck, wohin ich auch reise. Also kramte ich das verschlissene Reclam-Exemplar im gelben Umschlag heraus und blätterte durch die vielen Stellen, die ich unterstrichen hatte. Obwohl ich es gefühlt schon hundertmal gelesen habe, entdecke ich noch immer Neues. Wie tief die Erzählung geht, lotete ich in dieser schlaflosen Nacht nach meinem Zuspätkommen aus. Die *Odyssee* rühmt vordergründig die Tapferkeit und List des Helden. Es ist aber auch eine Geschichte, in der ein Desaster dem nächsten folgt, weil Odysseus auch extrem leichtsinnig und ziemlich überheblich sein konnte. Wenn es etwas zu versemmeln gab, hat er es mit bewundernswerter Treffsicherheit versemmelt. Er verhöhnte den Zyklopen, der ihm fürchterliche Rache schwor, ließ sich von einer Nymphe *becircen* und vergaß darüber seine Mission, segelte dafür sein Schiff und seine Männer in ausweglose Situationen, in denen es nur noch die Wahl gab zwischen Pest und Cholera (backbord das grässliche Seeungeheuer Skylla, das jeden fraß, und steuerbord Charybdis, die jedes Schiff in einen Sog des Todes inhalierte), verarbeitete schließlich die heiligen Rinder des Sonnengottes zu Grillsteaks, sodass dieser ihm einen Sturm schickte, den er als Einziger überlebte, auf offener See treibend und nur noch an eine Planke geklammert.

Odysseus ist beileibe nicht nur ein furchtloser Abenteurer, sondern auch ein Antiheld, ein liebenswerter Vollidiot, mit dem ich mich in dieser Nacht prima identifizieren konnte. Unter der Lackierung einer Abenteuergeschichte erzählt Homer, dass Triumph und Verzweiflung einander oft die Hand geben, dass Scheitern zum Leben dazugehört. Die *Odyssee* ist ein Buch, das die Reise des Lebens mit einer korrosionssicheren Schicht Hoffnung grundiert. *Shit happens*, auch der schlimmste Sturm geht mal vorbei, und die wahre Stärke eines Menschen bemisst sich nicht in seinen Erfolgen, sondern darin, wie er sich nach einem Sturm wieder aufrappelt. Ich glaube, das ist auch die Klammer zum Jakobsweg: der Wille, nicht aufzugeben, Schritt für Schritt dem Weg zu folgen und aus seinen Fehlern zu lernen. Die Lektüre der *Odyssee* war die Planke, an die ich mich in jener bleischweren Nacht klammern konnte, die Kraft der Literatur gab mir Auftrieb.

Wie seit Anbeginn der Tage durchdrang am nächsten Morgen das Licht die Dunkelheit. Vormittags wurde mir mitgeteilt, man würde die Sache auf sich beruhen lassen, wenn ich in Zukunft pünktlich wäre. Mein Optimismus setzte wieder Segel. Nun freute ich mich auf die weitere Reise hinauf zum Nordmeer, wo ich noch niemals zuvor war und wo im Sommer die Sonne nicht mehr untergeht.

Sonnenschein um Mitternacht

Als Vater weiß ich, dass Kinder nicht gern ins Bett gehen wollen und »gern« Fieber haben. Und Ausschlag. Und außerdem hassen sie Ärzte. So auch der kleine Frederic, der mir zur Begrüßung die Zunge entgegenstreckte. Ohne dass ich darum gebeten hätte. Keine schöne Begrüßung für mich, der ich kurz nach ein Uhr nachts für den Zweijährigen aufgestanden war.

»Eine Himbeerzunge ist es nicht«, sagte mein Kollege Roman geistesgegenwärtig. Er war der Nachfolger von Anita, und ich war froh, ihn an meiner Seite zu wissen, denn er war examinierter Kinderkrankenpfleger und würde die Kompetenz unseres Teams gerade bei den Kleinsten ergänzen. Was weiß ein Herzchirurg im Detail schon über Kinderkrankheiten? Ich hatte zwar Frühchen operiert, aber die hatten keine Himbeerzungen, wie sie bei Scharlach auftreten können, einer bakteriellen Infektion mit Streptokokken.

Draußen war es taghell, wir hatten das Nordkap erreicht, den nördlichsten Punkt Europas, und waren eingetaucht in den arktischen Sommer. In dieser Zeit verschwindet die Sonne nicht mehr hinter dem Horizont, sondern berührt ihn nur ganz zart, um dann gleich wieder aufzugehen. Trotz der kühlen Mitternachtssonne herrschte in der Kabine von Frederics höchst besorgten Eltern dicke Luft. Schnell diagnostizierte ich, dass dies an ihren stark voneinander abweichenden Therapiekonzepten lag. Während der Vater, ein sportlicher Mittdreißiger, »schon längst zum Arzt gegangen wäre«, wollte die Mutter ihren Sohn nicht »mit Chemie vollpumpen«. In diesem Stellungskrieg waren nun fast drei Tage vergangen, in denen Frederics Fieber immer wieder auf über vierzig Grad stieg. Außerdem hatte er Bauchweh und Durchfall.

»Ich hab' meinem Sonnenschein schon was gegeben«, sagte die Mutter, eine sehr schlanke Frau mit vielen Tätowierungen, von denen eine gut erkennbar das Köpfchen des Sonnenscheins an ihrem Oberarm zeigte. »Er hat Fiebersaft bekommen, den habe ich dabei. Aber jetzt ist die Flasche leer, und das Fieber war auch immer nur für kurze Zeit unten. Im Notfall habe ich ihm zusätzlich noch von dem anderen Saft etwas gegeben. Weil mein Mann das wollte.« Sie warf ihm einen vorwurfsvollen Blick zu.

»Amoxicillin mit Clavulansäure, ein bewährtes Breitbandantibiotikum«, präzisierte er mit Kennermiene, als ob er von einer guten Flasche Rotwein spräche. Fehlte nur noch der Jahrgang.

»Und wie oft haben Sie das Antibiotikum gegeben?«, fragte ich.

»Nur ganz selten«, sagte die Mutter schnell. »Aber es hat eben nicht geholfen, und deshalb haben wir Sie jetzt angerufen.«

Natürlich hatte es nicht geholfen. Ein Antibiotikum ist kein einmaliges Notfallmedikament. Man gibt es nicht nach Gefühl, sondern über mehrere Tage hinweg. Ich selbst bin ein großer Freund von Naturmedizin, aber wenn man Antibiotika einsetzt, dann so, dass sie wirken können, sonst züchtet man nur Resistenzen, und sie verlieren ihre Wirkung. Eine ehemalige Kollegin aus meiner Zeit als Herzchirurg formulierte das einmal ganz treffend: »Es ist immer besser, nicht zu kämpfen, aber wenn man kämpft, dann richtig.« Bei Antibiotika ist das auf jeden Fall zutreffend.

Frederics sehr besorgte Mutter berichtete mir weiter: »Seit gestern trinkt Frederic fast nichts mehr. Essen mag er auch nicht.«

Natürlich, dachte ich mir, drei Tage hohes Fieber waren für so einen kleinen Körper sehr anstrengend. Schlaff hing der Junge im Arm seiner Mutter, die Zunge zur Begrüßung herauszustrecken, war sein Maximum gewesen.

Da kleine Kinder nicht für sich sprechen und ihre Symptome nicht berichten können und die Einschätzung der Eltern nicht immer zutreffend ist, müssen sie komplett untersucht werden. Das gefällt ihnen meistens nicht, sodass sie sich mit Händen und Füßen wehren, was den Eltern das Herz zerreißt, die ständig sagen: »Der liebe Herr Doktor will dir doch nur helfen.« Eine Ansicht, die die kleinen Patienten nicht teilen.

Frederic jedoch war zu schwach, um sich zu wehren. Und das gefiel mir gar nicht. An seiner Aufmerksamkeit erkennt man schon, ob ein Kind schwer krank ist oder nicht. Wenn es apathisch wird, ist das kein gutes Zeichen.

Ich schaute Frederic in die Ohren, in den Mund und den Rachen, in die Augen, hörte ihn ab, fand aber nichts Auffälliges und bat die Mutter, ihn vollständig zu entkleiden. Am ganzen Körper hatte er einen undefinierbaren feinfleckigen Ausschlag, den ich nicht einordnen konnte, und Roman leider auch nicht.

»Das kann alles Mögliche sein«, meinte er nachdenklich. Gegen Windpocken, Röteln und Masern war Frederic geimpft. Auf der Liste, die ich innerlich abarbeitete, blieben Ringelröteln und Dreitagefieber, aber so ganz passten auch diese beiden Diagnosen nicht.

Die Haut am Bauch des Kindes war schon etwas runzelig. Hinweis für eine beginnende Exsikkose, Flüssigkeitsmangel. Wenn ich sachte auf Frederics Bauch drückte, gefiel ihm das überhaupt nicht, und er fing an zu schreien. Und dann, plötzlich, fing er an zu pinkeln. In hohem Bogen traf mich sein Strahl. Geistesgegenwärtig schnappte sich Roman eine Tasse vom Tisch und fing etwas Urin auf, der ziemlich dunkel aussah.

»Immerhin haben wir schon mal eine Urinprobe«, freute er sich. »Und wenn ich schon ins Labor gehe, können wir zuvor auch noch einen Rachenabstrich für die Virendiagnostik machen?«, schlug Roman vor.

»Gute Idee«, nickte ich, »und einen Schnelltest für Streptokokken machen wir zur Sicherheit auch gleich mit.«

Er war negativ, Scharlach war also endgültig vom Tisch. Auf die Ergebnisse des PCR-Tests, einer hochmodernen Gendiagnostik, würde wir noch eine Stunde warten müssen. Schneller war die Analyse des Urins. Sie zeigte erhöhte Ketonkörper. Da sonst keine Erkrankungen bei Frederic bekannt waren, wie zum Beispiel Diabetes, wertete ich es als Hinweis darauf, dass Frederic nicht nur zu wenig trank, sondern auch nicht ausreichend ernährt war. Weil ihm Kohlenhydrate fehlten, baute er Fett ab. Wir hatten noch keine klare Diagnose, aber eines war sicher: Der Junge brauchte Flüssigkeit und schnell verfügbare Kohlenhydrate, am besten zuckerhaltige Getränke.

Während Roman im Labor weiterarbeitete, besprach ich meine Überlegungen mit den Eltern.

»Aber er trinkt so ungern«, sagte die Mutter.

»Was geben Sie ihm denn?«

»Tee. Keine Limonaden oder so Zeug.«

»Was für Tee?«, fragte ich nach, denn ich hatte einen Verdacht.

»Kräuter und Früchte.«

»Gesüßt?«

»Natürlich nicht.«

»Meine Frau meint, davon würde er Karies kriegen«, erklärte Frederics Vater.

Die Uhr an der Wand zeigte 03:07 Uhr, ein langer, arbeitsreicher Tag lag vor mir, und die folgende Diskussion der Eltern um die Kariesprophylaxe bei einem aktuell hochfieberhaften Kind, bei der beide versuchten, mich auf ihre Seite zu ziehen, zerrte an meinen Nerven. Ich versuchte, mir das nicht anmerken zu lassen, und erklärte der Mutter so freundlich und geduldig, wie es mir noch möglich war, dass ein paar Tage süßer Tee bei den paar vorhandenen Milchzähnchen des Jungen noch kein gravierendes Problem verursachen würden.

»Dann darf er jetzt Tee mit Zucker trinken?«, vergewisserte sich der Vater. Täuschte ich mich oder klang seine Stimme ein klein wenig triumphierend?

»Idealerweise Tee mit Honig oder Eistee, aber einfach nur Zucker in den Tee tut es für heute Nacht auch«, bestätigte ich.

Der Vater füllte Frederics Nuckelflasche umgehend mit dieser Medizin, und der Kleine zog an ihr wie ein halb Verdursteter. Nun, das war er ja auch.

»So hat er seit Tagen nicht getrunken«, staunte die Mutter.

Erleichtert schaute ich zu, wie sich die Flasche leerte. Bei so einem »braven« Patienten konnten wir eine intravenöse Flüssigkeitstherapie umgehen. Für einen Nichtkinderarzt kann es durchaus eine Herausforderung sein, bei Babyspeck und Flüssigkeitsmangel die Venen zu treffen.

Roman klopfte und brachte das Ergebnis des PCR-Tests: Influenza positiv. Unser kleiner Sonnenschein hatte also eine ausgewachsene Grippe, und das erklärte vieles. Bei Kindern äußert sich Influenza oft atypisch, anders als bei Erwachsenen. Nämlich mit Bauchschmerzen, Durchfall und einem undefinierbaren Ausschlag.

Die Therapie bei Frederic bestand im Folgenden aus zwei verschiedenen fiebersenkenden Säften, die im Sechsstundenrhythmus abwechselnd gegeben werden sollten, und natürlich sollte er weiterhin viel trinken.

»Sollen wir auch Wadenwickel machen?«, fragte die Mutter.

»Sie können probieren, ob er sich damit wohlfühlt«, antwortete Roman.

»Aber auf keinen Fall, wenn seine Ärmchen und Beinchen blau sind und wenig durchblutet«, ergänzte ich. Denn auch das kann bei hohem Fieber passieren, und Wadenwickel würden es dann noch schlimmer machen. »Kühlen Sie lieber von innen und geben Sie Frederic Eiscreme!«

»Bitte was?«, fragte die Mutter entgeistert.

»Seine Lieblingseissorten. So nimmt er ausreichend Kalorien auf. Vielleicht gönnen Sie sich sogar alle drei öfter mal ein Eis«, schlug ich vor. »Die Sorten hier an Bord sind fast jede Sünde wert.«

»Also nur noch mal, damit ich hier nichts falsch verstehe«, fragte die Mutter mit einer steilen Falte zwischen den Augenbrauen. »Als Arzt raten Sie mir zu Eiscreme?«

Ich nickte.

Der Vater grinste. »Können Sie uns das noch auf ein Rezept schreiben, bitte? Ich würde das zu Hause an die Kühlschranktür hängen.«

Seine Frau verdrehte genervt die Augen, aber dann besann sie sich und ließ die Diskussion nicht weitereskalieren. »Hauptsache, es geht Frederic besser«, seufzte sie.

»Das wird es«, sagte ich. »Aber solange er Grippe hat, muss er in der Kabine bleiben.«

»Dann kommt das Eis im Lieferservice, und ich bin der Eismann«, meinte der Vater versöhnlich, und die Mutter sinnierte: »Ich erinnere mich gar nicht, wann ich das letzte Mal Eis gegessen habe.«

»Ich weiß es schon noch«, erwiderte ihr Mann. Die beiden wechselten einen Blick, mit dem sie zu meiner Freude von der Eltern- auf die Paarebene wechselten. Dort konnte ich sie nun gut allein lassen. Sie würden das schon schaffen. Und der kleine Frederic sowieso.

»Kids Club anrufen«, notierte ich in mein Notizbuch, bevor ich die Vorhänge vor meinem Bullauge schloss und mich nach Eisbärenart einrollte. Ich würde die Betreuerinnen über diesen Fall von Influenza informieren, der möglicherweise auch andere Kinder angesteckt haben könnte. Sie sollten ein Auge darauf haben, wenn Kinder Symptome zeigten. Im Kids Club begegnen sich früher oder später die meisten Kinder und Teenies an Bord. Für die Großen über zwölf Jahre gibt es die *Sturmfrei Teenslounge*, für die Mittleren die *Insel der Seeräuber*, und die ganz Kleinen spielen in Begleitung eines Elternteils im *Nest*. Spielen, Forschen, Abenteuer ist das Motto, und den ganzen Tag geht es hoch her. Kinderkrankheiten verbreiten sich hier genauso wie in Kindertagesstätten an Land, rasend schnell, und deshalb wird auch an Bord auf altersentsprechende Impfungen geachtet. Unruhig wälzte ich mich in meiner Koje. Kurz nach vier Uhr stand die Sonne schon wieder strahlend am Himmel, und trotz Dunkelheit in meiner Kabine spürte ich, dass diese kosmische Dauerbeleuchtung meinen Biorhythmus gehörig durcheinanderbrachte.

Der Polarsommer ist eine große Attraktion für unsere Gäste und die Mitternachtsfahrten zum Nordkap für viele ein Sommernachtstraum: einmal unter dem berühmten Nordkapglobus stehen, dessen Ringe aus Stahl die Längen- und Breitengrade darstellen und dessen Achse parallel zu der unserer Erde ausgerichtet ist, und hinausblicken aufs Polarmeer. An diesem magischen Ort kommen Menschen aller Herren Länder zusammen, er ist ein Sinnbild dafür, dass wir alle in einem Boot sitzen, an Bord des Blauen Planeten mit seinen großartigen Naturwundern.

Auch der kleine Samuel hatte sich mit seinen Eltern auf den Weg gemacht, obwohl er erst elf Monate alt war. Er hatte das Alter erreicht, ab dem Kinder an Bord dürfen, nämlich sechs Monate, und versuchte die ersten wackeligen Schritte in seinem Leben. Sogar ein Rentier mit eingebauter Spieluhr hatte er im Besucherzentrum geschenkt bekommen, aber schlafen wollte er in dieser Nacht nicht mehr. Sobald die Spieluhr endete, machte er die Augen auf. Die Eltern versuchten, tapfer durchzuhalten, und beschlossen, sich noch einen heißen Tee zu machen, den sie in rote Tassen füllten. Gekauft zur Erinnerung an das geografische Highlight der Reise und versehen mit der Aufschrift *North Cape, 71 ° 10' 21.* Lange wachhalten konnten sie sich trotzdem nicht mehr, und alsbald schliefen sie erschöpft neben Samuel ein, nachdem sie noch einmal die Spieluhr im Rentier aufgezogen hatten.

Als sie endete, erweckten die leuchtend roten Tassen Samuels Neugier. Das Rentier warf er aus dem Bett und griff nach einer der Blechtassen. Es war vermutlich der schlimmste Schmerz, den er in seinem kurzen Leben erlitten hatte. Das entsetzliche Schrillen seiner Stimme drang wie rotes Blinken einer Alarmanlage in den Schlaf seiner Eltern. Erschrocken fuhren sie hoch. Samuels Brust und Arme waren nass und verbrüht mit heißem Tee.

Roman eilte zur Kabine, zog Samuel die Kleider aus und hielt die betroffenen Hautpartien unter lauwarmes Wasser, um die Wunden zu kühlen, und verpasste dem kleinen Jungen ein Schmerzzäpfchen. Das half fürs Erste. Dreißig Minuten später saß der Kleine in ein Handtuch gewickelt auf dem Arm seiner Mutter vor mir im Hospital. Aufmerksam beobachtete Samuel jede meiner Bewegungen, sein Kopf drehte sich wie ein Radar. Solange ich auf meinem Stuhl blieb, war alles in Ordnung, doch sobald ich mich ihm näherte, begann er, fürchterlich zu schreien, und spreizte seine kleinen Ärmchen und Füßchen ab wie eine Krabbe. Natürlich kann man ein Kind auch mit Gewalt festhalten, doch das ist nicht meine Art. Ich versuche immer, erst mal Vertrauen zu gewinnen. Mein Lächeln erwiderte Samuel jedoch nicht mal ansatzweise. Also versuchte ich es mit Bestechung und hielt ihm einen Holzspatel hin, er griff zu, beäugte ihn kurz und schmiss ihn weg. Abgeblitzt! Eindeutig wollte er mit mir nichts zu tun haben.

Roman hingegen schien eine Aura des Vertrauens zu umgeben, und schließlich ließ Samuel es zu, dass er ihn auf der Untersuchungsliege platzierte und das Handtuch öffnete. An Brust, Bauch und dem rechten Arm hatte Samuel mehrere flächige Verbrennungen, die Haut war feuerrot, aber ohne Blasen. Schmerzen schien Samuel nicht mehr zu haben, wahrscheinlich wirkte das Zäpfchen, oder er war zu aufgeregt. Ich jedenfalls war es. Die zarte Haut von Babys ist sehr viel empfindlicher als die von Erwachsenen, und Brandwunden sind anfällig für Krankheitserreger, die Infektionen auslösen. Wir haben Brandsalbe auf Silberbasis an Bord, doch die sollte bei ganz kleinen Babys nicht angewendet werden.

In einer Kindernotaufnahme sind das alltägliche Verletzungen, und die Krankenpflegerinnen und Ärzte dort haben eben auch so ihre Tricks, die Roman alle mit an Bord gebracht hatte. Ich tränkte sterile Kompressen mit einem speziellen Desinfektionsmittel, das nicht brennt und auch für kleine Patienten zugelassen ist. Diese legte Roman auf Samuels Wunden. Eine Infusionsleitung schnitt ich in zehn Zentimeter lange Stücke. Dann begann Roman, den Rumpf mitsamt der Kompressen zu umwickeln. In diesen Verband steckte er immer wieder ein Stück der abgeschnittenen Infusionsleitung. Samuel sah nun aus wie eine Mumie, aus der Schläuche ragten. Die Eltern sollten alle zwei Stunden das kühlende Desinfektionsmittel mit einer Spritze in die freien Schlauchenden einbringen. Auf diese Weise würden Samuels Wunden weiter gekühlt, desinfiziert und der Schmerz gelindert. »Und jetzt kommt's«, unterrichtete Roman die staunenden Eltern: »Ohne dass man jedes Mal den Verband abnehmen muss.«

Ich war so stolz auf meinen Roman. So was steht in keinem Lehrbuch und ist genial. Gute Leute muss man haben! Auch die Eltern waren hochzufrieden, und als sie einen Termin für den nächsten Nachmittag erhalten hatten, war Samuel endlich eingeschlafen.

Roman und ich hatten diese Nacht nun endgültig abgeschrieben und gönnten uns ein Frühstück im Tag und Nacht, einem Restaurant der *Mein Schiff*-Flotte, das 24 Stunden geöffnet hat. Während wir gemütlich im Warmen saßen, passierten wir noch einmal die Felsmassive des Nordkap. Der neue Kurs war Richtung Heimat, in den Süden. Von nun an würden die Nächte wieder dunkler werden. Schwarzer starker Kaffee, Speck und Eier, Müsli und Orangensaft reanimierten unsere Lebensgeister an diesem Morgen.

Danach war es auch schon Zeit, den Kids Club anzurufen. Kinder, bei denen der Verdacht auf Grippe bestand, sollten sich umgehend im Hospital vorstellen.

Blinde Passagiere

Influenza, also Grippe, ist eine meldepflichtige Erkrankung, und alle Fälle dieser Kategorie werden an Bord in einer speziellen Datenbank erfasst. Das ist behördlich vorgeschrieben. Vor jedem Einlaufen in einen Hafen muss das Hospitalteam eine *Maritime Declaration of Health*, eine maritime Gesundheitserklärung, an den Hafenarzt der jeweiligen Stadt und des jeweiligen Landes schicken. Schiffe waren schon immer Vehikel, die nicht nur Menschen, sondern auch Krankheiten transportierten. Man nimmt an, dass mit Christoph Kolumbus (1451–1506) nicht nur viele geräuberte Schätze, sondern auch die Syphilis von Amerika nach Europa kam. Bei den katastrophalen hygienischen Verhältnissen, die auf den Schiffen der Weltentdecker und der großen Handelsrouten vorherrschten, war Seuchenprävention die vornehmste Aufgabe des Schiffsarztes. Er arbeitete zwischen Flöhen, Läusen und Ratten, die den Schwarzen Tod brachten, wie es der Gassenhauer besingt:

Wir lagen vor Madagaskar
und hatten die Pest an Bord.
In den Kesseln, da faulte das Wasser
und täglich ging einer über Bord.

Medizin, wie wir sie heute verstehen, gab es nicht. Der Schiffsarzt war damals kein Mediziner, der eine Universität besucht hatte, sondern bloß Chirurg. Als solcher hatte er keine Universität besucht, sondern eine Lehre als Bader oder Feldscher absolviert. Sein Job war es, blutende Wunden zu nähen, eitrige Geschwüre aufzuschneiden und verfaulte Zähne zu ziehen. Auch Knochenbrüche zu richten. Und wenn der Wundbrand wütete, zur Säge zu greifen und das Gliedmaß abzutrennen. Im wahrsten Sinne des Wortes ein Knochenjob zwischen Blut, Schweiß und Tränen. Das Wunder der Narkose stand ihm nicht zur Verfügung. Stattdessen gab es für die Patienten Rum, und es galt die Zähne zusammenzubeißen, falls noch welche vorhanden waren. Trotz aller Mühsal war das mitunter mehr lebensrettende Medizin, als die akademische auf Lager hatte, welche Syphilis mit Quecksilberdämpfen zu heilen versuchte und bei Darmerkrankungen Tabakrauch in den Anus blies. Aus heutiger Sicht absurde Therapien, während die Grundlagen chirurgischen Handelns bis heute gleich geblieben sind. Trotzdem wurde die Chirurgie erst ab Mitte des 19. Jahrhunderts an Universitäten gelehrt und meine beruflichen Vorfahren in den Stand »richtiger« Ärzte erhoben.

Unter den Schiffschirurgen war mancher Heilkundige, der nicht nur mit Verletzungen, sondern auch mit Skorbut und Seuchen umgehen konnte. Ohne einen Chirurgen an Bord wären viele Entdecker nicht weit gekommen, wie man in dem höchst aufschlussreichen Buch *Schiffschirurgen – von Kolumbus bis Nelson: Vergessene Helden der Seefahrtsgeschichte* (2016) von Georg-Michael Fleischer nachlesen kann.

Unterstützung erhalten Schiffsärzte heute von *Sanitation- und Infection Control Officers*, also Hygienefachkräften, die sicherstellen, dass sich keine beziehungsweise möglichst wenige blinde Passagiere in Form von Viren, Bakterien und Ungeziefer an Bord befinden. Weder unter den Matratzen noch im Wasser noch in den Lagerräumen. Und natürlich keine Ratten. Deshalb werden die Festmacher, das sind die armdicken Leinen, mit denen Kreuzfahrtschiffe an der Pier vertäut werden, mit sogenannten Rattentellern gesichert. Sie werden auf die Taue aufgesteckt und sollen unüberwindliche Barrieren für die kleinen Nager darstellen. Vielleicht sind Ihnen diese Teller bei einem Landgang schon einmal aufgefallen?

Auch wenn die maritime Medizin heute auf dem Weg zu einem eigenen Fachgebiet ist, so werde ich doch täglich an die alten Zeiten erinnert. Wenn ich am Abend die *Maritime Declaration of Health* (Seegesundheitserklärung) unterschreibe – ohne die abgegeben zu haben darf kein Schiff einen Hafen anlaufen –, steht unter meiner Unterschrift nicht *Ship's Doctor*, sondern *Ship's Surgeon*, also Schiffschirurg. Nicht nur bei mir, sondern auch wenn der verantwortliche Kollege einer anderen Fachrichtung angehört, also zum Beispiel Internist ist. Das ist ein sprachliches Überbleibsel aus der Zeit, als der Schiffsarzt Chirurg war, kein Studium hatte und nicht zu den Ärzten zählte, und eine schöne Erinnerung daran, welcher Zunft ich entstamme, wo meine berufliche Heimat ist.

Heimathafen

Heimat ist ein großes Thema unter Seeleuten, die in alten Zeiten nicht sechs bis acht Wochen auf See verbrachten, sondern oftmals viele Jahre unterwegs waren, während der Bug ihres Segelschiffs die Wellen der Ozeane durchpflügte. Oftmals ohne Gewissheit, wo genau sie sich befanden, ohne GPS nach Sonnenstand und Sternenhimmel navigierend, immer weiter ins Unbekannte vorstoßend. Hilflos Stürmen und Flauten ausgesetzt, Wunden, Schmerzen und Seuchen. Keiner von ihnen wusste, ob er die Heimat, die Liebste, die Kinder jemals wiedersehen würde. Oftmals blieb nur die Erinnerung.

Gedanken an das eigene Zuhause zählen zu den schönsten des Seemannes, doch Heimweh kann gleichermaßen zermürbend sein. Dazu gibt es unendlich viele Geschichten. Besonders nahegegangen ist mir die von Christo. Vielleicht weil ich selbst einen Sohn habe, den ich manchmal sehr vermisse, obwohl er schon erwachsen ist. Christo war ein Kerl wie ein Baum, vierzig Jahre alt, Ringer und ehemaliger serbischer Meister. Sein Privatleben war nicht ganz so erfolgreich, nach seiner Scheidung hatte er als Fitnesscoach angeheuert, und nun war er seit drei Wochen an Bord. Ganz bitterlich weinte er in meinem Sprechzimmer, ganz schrecklich vermisste er seinen sechsjährigen Sohn Matteo. So sehr, dass er nicht mehr schlafen konnte, und appetitlos war er auch und hatte schon fünf Kilo abgenommen.

»Herr Doktor, ich habe Liebeskummer, nein, es ist noch viel schlimmer, die schlimmste Sehnsucht, die ich je hatte«, erzählte er mir. »Mein Matteo und ich, wir beide waren unzertrennlich. Zwischen den Kleinen und mich passte kein Blatt Papier, und jetzt werde ich an seinem siebten Geburtstag nicht zu Hause sein, ich halte das nicht aus.« Der nächste Weinkrampf schüttelte ihn.

Ich glaube, das Vermissen des eigenen Kindes ist noch schlimmer, als wenn man einen Partner verliert. Von Liebeskummer zu sprechen, ist in diesem Zusammenhang durchaus angebracht. Nach der internationalen Klassifikation von Erkrankungen ist Liebeskummer keine anerkannte Krankheit. Deshalb schrieb ich in seine Patientenakte unter »Diagnose«: Anpassungsstörung. Übersetzt bedeutet das »eine ungewöhnlich starke psychische Reaktion auf eine psychosoziale Belastung, welche zu erheblichen Beeinträchtigungen in wichtigen Lebensbereichen führt«. Wie so oft in der Medizin: große Worte, eine Definition, die richtig sein mag, heilen kann man mit solchen Weisheiten aber nicht.

Gegen Heimweh und Liebeskummer ist leider kein Kraut gewachsen, und es helfen keine Pillen. Wobei, das stimmt nicht ganz. Eines kann sie heilen: die Zeit! Sie ist ohne Anfang und Ende und ein treuer Partner an der Seite jedes Heilkundigen.

Die ersten Wochen nach einer Trennung und der Neubeginn auf See sind oft die schwerste Zeit – und es ist gut, wenn man mit jemandem das Herzweh teilen kann. So schenkte ich Christo etwas Zeit, hörte ihm zu und schlug ihm dann vor, dass sein Sohn in den großen Ferien auf das Schiff kommen und mit ihm auf seiner Kabine wohnen könnte.

»Das geht?«, fragte er ungläubig, »das wusste ich gar nicht!«

»Mein Sohn war auch schon einmal an Bord«, erzählte ich Christo. »Du kannst jetzt gleich bei der Human-Resources-Managerin einen Antrag stellen. Viele Flughäfen und Airlines bieten sogar eine Flugbegleitung für allein reisende Kinder an.«

Überglücklich verließ Christo das Hospital. Er hatte nun wieder Hoffnung, und ohne Hoffnung kann man diesen Job nicht machen. Daran hat sich seit den Zeiten von Kolumbus nichts geändert.

Nach der Sprechstunde stand ich, wie so oft, an der Reling und blickte aufs Meer. Die Sonne stand tief am Himmel, der Nordatlantik war stahlblau, und in naher Ferne sah man die gewaltigen

Felsmassive und den kleinen roten Leuchtturm der zauberhaften norwegischen Küstenstadt Kristiansund. Sie wurde auf vier Inseln erbaut, und irgendwo habe ich einmal gelesen, sie sei einer der besten Plätze der Welt, um gebrochene Herzen zu heilen. Ich wünschte mir, diese Aura würde auch zu Christo und seinem Matteo herüberwehen.

Fernweh

Der kleine Leuchtturm begann, zart zu blinken, seine Aufgabe war es, einlaufenden Schiffen durch steinige Gewässer den Weg in den Hafen zu weisen. In einigen Tagen würde meine erste große Reise auf einem Kreuzfahrtschiff zu Ende gehen. Ich würde im norwegischen Bergen abheuern und nach Hause fliegen. Über mir kreischten Möwen, und mit ihnen flogen meine Gedanken. Weit zurück in die Vergangenheit. Was hat mich hierhergebracht?

Ich bin aufgewachsen in der schwäbischen Steppe. Für meine Kinderaugen zogen sich die erdige Landschaft voller Rüben- und Weizenfeldern endlos bis zum Horizont. Die Familie schaffte als Bauern und Handwerker. Mein Vater war ein Vertriebener des Zweiten Weltkriegs und kam mit dem, was er am Leibe trug, und einem kleinen Rest Heimat im Koffer in unserer schwäbischen Kleinstadt an. Die Kindheit als Flüchtling hatte ihn traumatisiert, verreisen wollte er nie mehr weiter, als dass noch die Kirchturmspitze zu sehen war. Er brauchte die Sicherheit der eigenen Scholle, auf die er seine eigenen vier Wände mauerte. Bei mir ist es umgekehrt. Heimweh kenne ich nicht, nur Fernweh, und das seit frühester Kindheit. *Moby Dick*, *Robinson Crusoe* und der Junge Jim aus *Die Schatzinsel* waren meine Helden, meine Bibliothek der Sehnsucht. Mein Lieblingslied als kleiner Steppke war der Superhit der 60er-Jahre in der Version von Freddy Quinn:

Seemann, lass das Träumen
Denk nicht an zu Haus
Seemann, Wind und Wellen
Rufen dich hinaus
Deine Heimat ist das Meer
Deine Freunde sind die Sterne
Über Rio und Shanghai
Über Bali und Hawaii
Deine Liebe ist dein Schiff
Deine Sehnsucht ist die Ferne

Der sirenenhafte Gesang des Meeres hallte weit zu mir aufs Land. In dem Augenblick, als ich meine Schiffsarztuniform anlegte: weiße Hose, weißes Hemd mit dreieinhalb goldenen Streifen, war ich dieser Sehnsucht näher gekommen. Doch würde ich jemals ankommen oder auf ewig ein Odysseus bleiben, einer, der seine Heimat sucht?

Viele Etappenziele hatte ich erreicht. Ich erinnerte mich an den Moment, als ich das erste Mal einen Arztkittel trug und in der Klinik nicht mehr als Student galt, sondern als Herr Doktor. Und später dann die Facharztprüfung für Herzchirurgie, gefolgt von vielen Tausend Herzoperationen. Obwohl das ein langer und steiniger Weg war, hatte ich nie das Gefühl gehabt: Das ist jetzt für immer, in diesem Hafen kann ich bleiben.

»Ein Schiff im Hafen ist sicher, aber dafür wurde es nicht gebaut«, schreibt der große Dichter Paulo Coelho. So ist es auch bei mir. Oder wie eine liebe Freundin einmal feststellte: »Reinhard, du brauchst Wind in den Ohren, sonst bist du nicht glücklich.«

An diesem Abend vor Kristiansund war ich es, mein Herz klopfte mir kumpelhaft auf die Schultern. Vor einigen Tagen hatte ich das Angebot erhalten, schon bald wieder anzuheuern.

Meine nächste Route würde von Hamburg nach New York führen. Und mehr noch: Für danach wurde mir die Position des Senior Doctor in Aussicht gestellt. Viel später erst sollte ich erfahren, dass Herbert hinter den Kulissen meine Arbeit gelobt hatte und mein Fürsprecher war. Ich freute mich auch auf die nächste Fahrt mit ihm.

Leider hat der ganz große Kapitän im Himmel diesem Wunsch nicht stattgegeben. Einige Wochen später erreichte mich die Nachricht von Herberts Tod. Er hatte seine letzte Reise angetreten, während auf mich noch viele warteten.

Ich war noch niemals in New York

… ist ein Lied, das ich sehr mag, und bei mir traf es tatsächlich zu. Obwohl weit gereist, hatte ich die Freiheitsstatue und die Skyline von Manhattan noch niemals mit eigenen Augen gesehen. Eine »Schiffspassage« von Hamburg nach New York ist eine Reise mit Tradition; auf dieser Route ist man früher nach Amerika gereist. Um 1900 war Hamburg einer der bedeutendsten europäischen Auswandererhäfen. Hunderttausende Menschen machten sich auf den Weg, um der Armut zu entkommen, oder in der Hoffnung auf bessere politische Verhältnisse, oder ganz einfach, um das Glück zu finden. Wo die Träume in den Himmel wachsen, müssen auch die Äpfel größer sein. The Big Apple, der große Apfel, wird New York auch liebevoll genannt, und er ist gewachsen in der fruchtbaren Erde eines kollektiven Traums von Freiheit und einem besseren Leben. Einwanderer aus aller Welt haben die Stadt zu dem gemacht, was sie heute ist: eine Weltstadt, deren Wurzeln zurückreichen in jede Rundung unseres Planeten. Sie kamen von überall her, und heute leben dort Kaukasier, Afroamerikaner, Asiaten und Latinos, Christen, Muslime und Juden in spannender Koexistenz und machen die Stadt zum Zentrum kultureller Avantgarde und zum Schmelztiegel der Nationen. Ihre Vorfahren landeten nicht mit Düsenfliegern, sondern mit dem *Dampfer*, dampfkraftbetriebenen Passagierschiffen. Die ersten wurden 1856 von der Hamburg-Amerikanischen Packetfahrt-Actien-Gesellschaft in Dienst gestellt, kurz HAPAG, aus der später *Hapag-Lloyd Cruises* entstand, die heute unsere Schwesterreederei ist für Expeditions- und Luxuskreuzfahrten.

Wie der pure Luxus erschien mir auch die nagelneue *Mein Schiff* 6. Was für eine Augenweide! Als ich am Cruise-Terminal Hamburg-Altona dieses Flaggschiff der Flotte betrachtete, blieb mir der Mund offen. Gänsehaut! Sie war noch viel schöner als die alte *Mein Schiff 1*.

Dieses Mal trat ich nicht scheu wie ein Decksjunge über die Gangway, sondern schon etwas breitbeiniger und erfahrener. Stolz legte ich beim Check-in mein Seemannsbuch vor, das mich als offiziell den Seefahrenden zugehörig auswies. Ich freute mich, Jomar von der Security, meinen Erstkontakt aus Civitavecchia, am Röntgenscanner zu treffen, wo er meinen Koffer durchleuchtete. Wir umarmten uns herzlich; ich gehörte nun zur Familie. Im Laufe der Jahre würde diese für mich immer größer werden. Wenn man sechs und mehr Monate im Jahr auf See ist, entstehen wertvolle Freundschaften.

Kaum hatte ich meine Koje bezogen, machte ich mich auf zu einem kleinen Rundgang über das Schiff. Auf Deck 12 gab es gleich zwei Swimmingspools, von denen einer zu den längsten auf Kreuzfahrtschiffen zählt, und ich genoss die Aussicht hinüber zum Michel und der Elbphilharmonie. Als ich an unserem Theater auf Deck 5 vorbeikam, hörte und sah ich, wie das Musical *Ich war noch niemals in New York* von den Kollegen des Entertainments einstudiert wurde. Beeindruckt von der opulenten Wucht an Sound- und Showeffekten, wollte ich mir die Premiere nicht entgehen lassen.

Beim Ablegen in Hamburg tutete das Schiffshorn – der Klang der Freiheit. Die Elbe hinab glitten wir vorbei an den eleganten Villen und den putzigen Kapitänshäuschen am Steilufer von Blankenese. Überall auf den Treppen standen Menschen und winkten. So eine Volksfeststimmung muss es auch damals gewesen sein, als die beiden ersten Dampfer am 1. Juni 1856 und 1857 Hamburg verließen in Richtung Neue Welt.

So ganz vertraute man dem neuen Antrieb seinerzeit noch nicht, weshalb die Schiffe mit Namen *Borussia* und *Hammonia* neben dem Schornstein in der Mitte sicherheitshalber auch über drei Segelmasten verfügten. Für alle Fälle. Man könnte diese beiden – und einige andere aus dieser Zeit – vielleicht als die ersten Hybridschiffe bezeichnen. Die Schiffsschraube der Innovationen dreht sich bis heute weiter. Seit Längerem wird daran geforscht, die großen Frachter des Welthandels mit (Tragflächen-)Segeln auszurüsten und sie umweltfreundlicher zu machen. Auch die neue *Mein Schiff 7*, deren Hospital mein Team und ich gerade in Dienst stellen, während ich diese Zeilen schreibe, kann perspektivisch mit grünem Methanol fahren, was den Schiffsbetrieb nahezu CO_2-neutral machen wird. Der Routinebetrieb ist noch Zukunftsmusik, aber das Ende der Ära Marinediesel ist absehbar, und das ist auch gut so.

Das erste Ziel meiner zweiten Reise auf der *Mein Schiff 6* war die pittoreske flandrische Stadt Brügge mit ihrem Seehafen Zeebrügge. Dem Ärmelkanal folgend, erreichten wir als Nächstes Le Havre in Frankreich. Dort besuchte ich die Josephskirche, die mir einen architektonischen Vorgeschmack auf New York lieferte, sieht sie doch von außen ein bisschen aus wie ein Wolkenkratzer. Eigentlich mehr wie eine Raketenabschussrampe aus Beton. Äußerlich ist sie abschreckend und so hässlich wie der Rest der Stadt, die im Zweiten Weltkrieg pulverisiert und mit dem damaligen Verständnis von Moderne in Stahlbeton wieder aufgebaut wurde. Ich besuchte sie nur, weil mein Sohn auch ein Josef ist.

Doch dann, mein Gott, war ich ergriffen, sprachlos, überwältigt! In ihrem Inneren ist die Sankt-Joseph-Kirche ein Wunder aus Licht, Glas und Raum. Fast 13 000 mundgeblasene Glasfenster verwandeln das Kirchenschiff in ein mystisches Gedicht aus

Licht, das direkt in die Seele leuchtet. Neben der Sagrada Familia in Barcelona ist sie für mich die schönste Kirche der Welt. Es ist, als träte man in eine andere, parallele Welt, von der man außerhalb nichts ahnt. Ich verweilte fast eine Stunde, und schwer nur konnte ich mich losreißen. Aber ich wollte ja nicht zu spät zum Schiff kommen!!!

Am Abend liefen wir aus und setzten Kurs über den Atlantik nach Neufundland. Von dort sollte es weitergehen in südliche Richtung, die amerikanische Ostküste entlang nach New York.

Im supermodernen Bordhospital gab es während der ersten beiden Tage glücklicherweise nur harmlose Fälle zu behandeln: eine gebrochene Rippe, Medikamente vergessen, Blasenentzündung, Nackenverspannung, Grummeln im Bauch. Gemeinsam mit den beiden Nurses Carmen und Mirko bestritt ich die Abendsprechstunde am dritten Tag. Es war neunzehn Uhr, als ein magerer Mann Mitte siebzig eine sehr füllige Frau in ähnlichem Alter im Rollstuhl durch die Tür schob. Frau Sedlmeier atmete schwer und hustete schauerlich. In ihrer leicht zitternden Hand hielt sie einen Spuckbeutel, in den sie kraftlos grünlich gelben Schleim würgte, der an ihrem Kinn hängen blieb. Ihr Gesicht war fahl. Es war auf den ersten Blick ersichtlich, dass diese Patientin dringend Hilfe benötigte. Ich ließ alles stehen und liegen und brachte sie gemeinsam mit Carmen auf unsere Intensivstation.

Mit Müh und Not lagerten wir Frau Sedlmeier ins Bett. Sie konnte uns kaum unterstützen, ihre dick geschwollenen Beine waren zu schwach. Flaches Liegen war ihr nicht möglich, sie konnte lediglich mit aufgerichtetem Oberkörper gut atmen. Ihre Sauerstoffsättigung lag bei 80 Prozent, und deshalb erhielt sie als Erstes eine Sauerstoffmaske. Dass sie Wasser in der Lunge hatte, war auch ohne Stethoskop hörbar, sie blubberte und röchelte wie eine schlecht gewartete Teichpumpe. Ihr Blutdruck lag bei 180 zu

100 mmHG, die Herzfrequenz bei 130 Schlägen pro Minute. Ich bat Nurse Angelika, das Ultraschallgerät zu holen, während der Mann der Patientin besorgt an deren Bett stand. Auch er hustete trocken. Die Finger seiner rechten Hand waren gelb, seine Gesichtsfarbe erinnerte an einen vollen Aschenbecher. Er hatte trübe, aber lebendige Augen und sprach leise und sehr freundlich. Er entschuldigte sich für die Mühe, die er und seine Frau uns machen würden. Leider hätten sie nur Lutschtabletten gegen Halsschmerzen in ihrer Reiseapotheke, und diese hätten halt nicht geholfen.

Auf meinen fragenden Blick erklärte er mir: »Wir haben so viele andere Medikamente dabei für all die anderen Probleme meiner Frau, dass wir für eine Erkältung vermutlich ein bisschen schlecht ausgerüstet sind.«

Dem Arztbericht, den mir ihr Mann reichte, entnahm ich, dass Frau Sedlmeier 74 Jahre alt und 140 Kilogramm schwer war. Ihre bekannten Diagnosen waren Bluthochdruck, Vorhofflimmern und insulinpflichtiger Diabetes. Außerdem war sie nach zweimaliger Bandscheibenoperation chronische Schmerzpatientin und musste Opiate in Tablettenform einnehmen. Einen Herzschrittmacher hatte sie auch. Im Verlauf des kurzen Gesprächs erfuhr ich, dass Frau Sedlmeiers morgendliche Medikamenteneinnahme einem kleinen Frühstück gleichkam. Dass sie sehr gerne aß, war ihr anzusehen.

Inzwischen schnappte sie nach Luft, trotz Sauerstoffgabe war die Sättigung auf 72 Prozent gefallen. Hört sich immer noch nach viel an, ist aber entsetzlich wenig. Bis zu einem Herzstillstand durch Kammerflimmern wegen Sauerstoffmangels fehlte nicht mehr viel. Frau Sedlmeier war klatschnass von Schweiß und rutschte unruhig im Bett hin und her. In ihren Augen stand Panik, sie war dabei zu ersticken.

In der Sonografie zeigte sich, was bereits zu hören war: beiderseits massive Pleuraergüsse. Wo normalerweise Lungengewebe war, waberte Wasser, das die Lunge zusammendrückte. Ein ausreichender Sauerstoffaustausch konnte hier nicht mehr stattfinden. Kurz spielte ich meine Optionen durch: Intubation und künstliche Beatmung oder sofort eine Thoraxdrainage anlegen, um das Lungenwasser abzuleiten und eine Intubation zu vermeiden.

Letzteres erschien mir als die bessere Wahl. Wäre diese Frau erst einmal an der Beatmung, sah ich keine Chance, sie davon zu entwöhnen, und sie würde in Neufundland künstlich beatmet ankommen. Wenn überhaupt. Kurz besprach ich mich mit Carmen und bat sie, das gesamte Team zu verständigen. Auch Herrn Sedlmeier klärte ich kurz auf. Bedrückt nahm er im Wartezimmer Platz.

Ich desinfizierte die linke Körperseite der Patientin, gab eine örtliche Betäubung, setzte den vier Zentimeter langen Hautschnitt an der seitlichen Brustwand und präparierte mit der OP-Schere durch eine zwanzig Zentimeter dicke Fettschicht einen Kanal zu den Rippen. Das war sicherlich schmerzhaft, doch die Patientin war so gestresst vom Atmen im Überlebensmodus, dass sie das überhaupt nicht mitbekam. Mit zwei weiteren Scherenschlägen spreizte ich die Rippenmuskulatur, und schon quoll quittengelbes Lungenwasser aus der Öffnung ins Bett und auf meine Schuhe. Ich brachte die Drainage ein, nähte sie fest, schloss sie an den Auffangbehälter an, den Mirko vorbereitet hatte. Dann setzten wir das ganze System unter Sog. Innerhalb von fünfzehn Minuten entleerten sich 1,5 Liter, und nach einer Viertelstunde war die Sauerstoffsättigung auf 92 Prozent gestiegen. Immerhin. Frau Sedlmeier atmete jetzt deutlich ruhiger, sie lächelte sogar und wirkte entspannt.

Die weitere körperliche Untersuchung ergab 38,5 Grad Fieber, die Laborkontrolle sehr hohe Entzündungswerte. Auffällig war zudem eine hohe Gamma-GT (Glutamyltransferase), was üblicherweise der Fall ist bei einer Gallenblasenerkrankung, aber auch bei reichlich Alkoholgenuss. Sonografisch war die Gallenblase aber unauffällig, sodass keine Steinchen hinter dem Infekt steckten. Ich bat Herrn Sedlmeier wieder ins Patientenzimmer.

»Wir genießen das Leben. Ich sage immer, ein Tag ohne Wein bringt einen zwar nicht um, aber wozu das Risiko eingehen?« Herr Sedlmeier lachte laut über seinen Scherz, und sein Lachen ging in einen schauerlichen Hustenanfall über. Als er sich wieder erholt hatte, sagte er mir: »Und außerdem, damit das gleich geklärt ist: Wir rauchen beide. Aber meine Frau gesünder als ich, mit Filter.«

»Und weniger«, röchelte sie unter ihrer Sauerstoffmaske.

»Auf zwei Schachteln kommt sie selten«, stimmte er zu.

Keine Frage, die beiden verstanden sich gut und waren ein eingespieltes Team, das sich flüssig die Bälle zuwarf. Noch mehr, sie schienen glücklich miteinander zu sein. Ich nahm eine berührende Zartheit zwischen ihnen wahr.

Glücklich war ich trotzdem nicht. Frau Sedlmeier hatte eine schwere Bronchitis, wenn nicht gar bereits eine Lungenentzündung. Zusammen mit ihren chronischen Rhythmusstörungen und den übrigen Erkrankungen reichte das für eine Dekompensation des Herzens, eine zunehmende Schwäche, den Fluss des Blutes zu steuern. In der Herz-Echokardiografie sah ich, dass ihr Herz ziemlich in den Seilen hing, zwei Klappen waren undicht. Das zeigte sich auch an den dicken Beinen. Wasser war überall in diesem Körper, und irgendwie passte das zu dem Ort, an dem wir uns befanden, mitten auf dem Atlantischen Ozean. Über einen intravenösen Zugang applizierten wir zwei verschiedene Antibiotika und Wasser austreibende Medikamente, vernebelten sie mit Aerosolen, um ihr das Atmen zu erleichtern und die immer wieder auftretende Spastik der Lunge zu durchbrechen.

Ich besprach mit dem Ehepaar, wie es nun weitergehen sollte. Die gelassene Haltung, die die beiden an den Tag legten, erstaunte mich. Wenn ein Ehepartner so schwer erkrankt und auf der Intensivstation des Schiffs landet, ist der andere meist fassungslos, fix und fertig, völlig überfordert; oft fließen Tränen. Diese beiden ließen mich wissen, dass sie ihr Leben genossen und gut gelebt hatten. Herr Sedlmeier fasste kurz und bündig zusammen: »Irgendwann haut es einen jeden vom Stangerl.« Seine Frau nickte, und ihr Mann reichte mir mit gewichtiger Miene ihre Patientenverfügung, die er inzwischen aus der Kabine geholt hatte.

»Keine lebensverlängernden Maßnahmen«, betonte er, und sie nuschelte unter der Sauerstoffmaske: »Keine Apparatemedizin!«

Ich war sprachlos ob dieser bizarren Situation und suchte nach Worten.

»Nun ja«, begann ich zögernd, »... solche lebensverlängernden ..., genau genommen lebensrettenden Maßnahmen haben wir gerade durchgeführt.«

»War ja richtig!«, bestätigte mich Herr Sedlmeier beinahe tröstend, »aber hier steht ja auch ... Moment, ich hab's gleich ... ja hier: keine lebensverlängernden Maßnahmen, wenn der Sterbeprozess unwiderruflich eingetreten ist.«

»Dazu hat nicht mehr viel gefehlt«, entgegnete ich, wenngleich diesen Zeitpunkt mit Sicherheit zu erkennen auch für einen erfahrenen Intensivmediziner sehr schwer ist.

Volldampf

Ich rief den Kapitän an und schilderte den Fall. Er fragte mich, wie auf die Patientenverfügung zu reagieren sei. Ob wir ab jetzt »nichts« unternehmen sollten.

»Nein«, antwortete ich. »Wir müssen auf jeden Fall etwas tun. Der Sterbeprozess ist noch nicht unwiderruflich eingetreten, und die Patientin möchte auch behandelt werden, bis es so weit ist.«

Auf der Brücke diskutierten wir die Möglichkeiten in einem Vieraugengespräch. Viele waren es nicht, der Kapitän hatte sich inzwischen auch mit der Reederei und Küstenfunkstellen unterhalten.

»Wir sind hier außerhalb der Reichweite eines Hubschraubers. Das Einzige, was wir tun können, ist maximale Geschwindigkeit«, schlug er vor. »Dann muss der Chief Engineer ein paar extra Schippen Kohlen einwerfen. So könnten wir zwölf Stunden früher da sein. Möglicherweise kann uns dann auch ein Helikopter entgegenkommen.«

Mit dieser Information im Gepäck meiner Verantwortung lief ich die Treppen zum Hospital an Deck 3 hinunter, wo ich die Parole ausgab: Durchhalten und das Beste hoffen.

Leider wurde das Atmen für Frau Sedlmeier innerhalb der nächsten Stunde wieder schwerer, und trotz steigender Sauerstoffdosierungen verbesserte sich der Sauerstoffgehalt im Blut nicht wirklich. Damit der Tod nicht durch eine unsichtbare Luke über ihrem Bett hereinschlüpfte, würden wir mit der Intensivmedizin dagegenhalten, die wir an Bord hatten.

Die nächste Eskalationsstufe war eine CPAP (*Continuous Positive Airway Pressure*)-Beatmung mit geschlossener Maske. Ohne Narkose ist das nicht gerade angenehm, es ist beengend, gerade am Anfang fühlt es sich so an, als ob man weniger statt mehr Luft bekommt. Damit die Patientin CPAP tolerierte, erhielt sie geringe Dosen Morphium. Mit der Maske wurde Frau Sedlmeiers Atem ruhiger, auch die Herzfrequenz und der Blutdruck sanken. Da sie nun auf absehbare Zeit Intensivpatientin bleiben würde und um eine umfassende intravenöse Therapie durchführen zu können, erhielt sie einen zentralen Venenzugang, also einen langen und großvolumigen Katheter in die innere Halsvene, dessen Ende im rechten Herzen zu liegen kommt. Zudem eine Magensonde, damit, falls sie erbrechen sollte, das Erbrochene nicht in die Luftwege gelangte. An den diffus weißen Verschattungen des Brustkorbröntgenbildes erkannten wir, dass die Verdachtsdiagnosen Lungenentzündung und Überwässerung korrekt waren. Auch die Thoraxdrainage lag dort, wo sie hingehörte: zwischen Lunge und Brustwand. Um die Ein- und Ausfuhr von Flüssigkeiten bilanzieren zu können, erhielt die Patientin einen Urinkatheter. Zuletzt legte ich ihr einen arteriellen Katheter in die Arterie am linken Handgelenk, sodass wir die Blutgase bestimmen konnten. Sauerstoff war okay, leider war das Kohlendioxid hoch und stieg weiter. Die Patientin wurde im Laufe der Nacht immer weniger ansprechbar. Man spricht in solchen Fällen von einer $C0_2$-Narkose. Also intubierten wir sie in den frühen Morgenstunden, um sie vollständig kontrolliert zu beatmen und Sauerstoff und Kohlendioxid im Blut besser steuern zu können.

Wir hatten nun, was im Intensivmedizinerjargon auch als »Zweimaster« bezeichnet wird, eine voll aufgerüstete Intensivpatientin, an deren Kopfende zwei Bettmasten platziert waren. Sie trugen keine Segel, sondern Perfusoren, Infusomaten und Monitore.

Intensivmedizin unter solchen Bedingungen, irgendwo im Nirgendwo mit einem kleinen medizinischen Team aus zwei Ärzten und drei Nurses, ist eine enorme Belastung, auch für unser hervorragend eingespieltes Team. Die Patientin musste rund um die Uhr überwacht und therapiert werden. Wir bildeten zwei Gruppen aus einem Arzt und einer Nurse, die jeweils sechs Stunden im Dienst sein sollten. Nurse Heike wäre als Springer flexibel einsetzbar. So mussten wir das Hospital nicht schließen, sondern konnten die Sprechstunde für die anderen Gäste und die Crew durchführen.

Aspirin-Express

Auf den Atlantik hinauszufahren, ist für viele Menschen ein überwältigendes Erlebnis. Endlich sind sie vereint mit dem Hauptdarsteller dieser Reise, der endlosen See, und umgeben von ozeanischer Weite. Das Wasser strahlt wechselnd von stahlgrau bis tiefblau, choreografiert von Wolkenzug und Sonnenschein. Der Alltag bleibt zurück, und es breitet sich eine angenehme Stimmung des Müßiggangs an Bord aus. Gäste sitzen an Deck, inhalieren die wohltuende Luft und blicken aufs Meer. Balsam für die Seele.

An Seetagen findet auch die Vorstellung der leitenden Offiziere durch den Kapitän im Theater statt. Sie stehen stellvertretend für über eintausend Crewmitglieder auf der Bühne des Theaters. Menschen aus aller Herren Länder, die ihr Bestes für die Gäste geben. Sei es im Housekeeping, in der Finanzabteilung, der Verwaltung, dem Management, dem Handwerk, der IT-Abteilung, dem Hotelbereich, dem Entertainment, an der Maschine, im Gästeservice, in den Medien- und Ausflugsabteilungen, der Küche, der Reiseleitung oder im Bordhospital. Unterhaltsam moderiert vom Kapitän und dem Kreuzfahrtdirektor, sagt jeder Offizier in deutscher Sprache, die häufig nicht seine Muttersprache ist, ein paar Sätze zu seiner Person, und das Ganze möglichst lustig. So unterhält zum Beispiel ein Chefkoch gerne mit einem Spruch wie: »Im Augenblick sind die Aufzüge für acht Personen zugelassen. Wenn auf dem Schild im Aufzug am Ende der Fahrt eine Sechs steht, dann machen Sie mich stolz.«

Kleiner Ahoi-Tipp für jede Welle

Hören Sie nicht auf den Koch und nehmen Sie die Treppen statt den Fahrstuhl ins Restaurant. Sie haben ja Zeit, und so halten Sie sich fit … und der Nachtisch schmeckt auch besser.

Besonders mag ich die Vorstellung des Umweltoffiziers: »Sparen Sie Wasser, trinken Sie Bier und duschen Sie zu zweit.« Lustig ist auch der Staff Captain: »Die Aufgabe des Kapitäns ist Ablegen, Anlegen und Hinlegen. Ich mache den Rest, alles, worauf der Kapitän keine Lust hat … und das zum halben Preis.«

Manche meiner Kollegen mögen diese Auftritte, andere weniger. Wichtig ist, dass wir jedes Mal wieder voller Enthusiasmus auf der Bühne stehen. Denn auch wenn jedes Sprüchlein schon hunderte Male gesagt wurde – für die Gäste, die spätestens nach ein paar Wochen wechseln, ist es eine Premiere. Sie so abzuliefern, als wäre es das erste Mal, als wäre uns der flotte Spruch gerade erst eingefallen, trennt den Laien vom Profi. Das gilt auch für mich als Arzt. Und wenn der eintausendste Patient mit Schnupfen zu mir kommt, dann werde ich nicht gähnend sagen: »Ach, wie langweilig, schon wieder eine Erkältung. Haben Sie nicht was Interessanteres?« Nein, ich widme mich der Erkältung mit all meiner Erfahrung.

Der Nordatlantik ist ein wildes Gewässer, und in den Breiten, die wir befuhren, kann es ganz schön kalt werden. Die *Titanic*, der wohl bekannteste Dampfer aller Zeiten, rammte 1912 auf dieser Route – es war die Jungfernfahrt nach New York – einen Eisberg, und das als unsinkbar geltende Schiff wurde eiskalt vom Nordatlantik verschluckt. Das Meer verzeiht keine Fehler. Eisberge gibt es in diesen Breiten heute nicht mehr, aber mitunter frischt der Wind auf sechs Windstärken und mehr auf. Trotz des Sommers waren wir sehr beschäftigt mit Husten, Schnupfen, Heiserkeit. Die Sprechstunde »kochte«. Während Frau Sedlmeier hinter der verschlossenen Tür der Intensivstation beatmet wurde, sahen wir vierzig bis fünfzig Patienten pro Tag. Herbert, an den ich immer gerne denke, bezeichnete solche Sprechstunden als Aspirin-Express.

Unter den Patienten an Seetagen befinden sich auch immer einige, bei denen ich den leisen Verdacht hege, dass ihnen ein bisschen langweilig ist. Ein Ozean an Zeit tut sich auf, und das erholsame Luftholen geht schleichend über in gähnende innere Leere. Während die meisten Passagiere an Landtagen keine Zeit für Zipperlein haben, besinnen sich manche an Seetagen dann doch auf die eine oder andere Befindlichkeitsstörung. Sie sehen den Arztbesuch wie ein Event, das für etwas Abwechslung sorgt, und wollen mal hören, was der Doktor zu Haarausfall, Rheuma oder Tinnitus meint, Leiden, die oftmals seit Jahren quälen. Auch eine Zweitmeinung zum Fußpilz kann nicht schaden. Oder ein Gast möchte wissen, ob er trotz seiner Rückenschmerzen den gebuchten Ausflug in acht Tagen in New York mitmachen sollte? Wieder andere wollen die Gelegenheit beim Schopf ergreifen, denn wenn schon mal ein Herzspezialist an Bord ist, kann man sich ja mal auf Herz und Nieren prüfen lassen, kleiner Boxenstopp, nur zur Sicherheit.

Selbstverständlich schauen meine Kollegen und ich gerne die mitgebrachten Arztberichte an. Wenn die Sprechstunde mit Erkältungen geflutet wird, ist dafür jedoch keine gute Gelegenheit. Besser ist es, bei solchen Fragen vorher im Hospital anzurufen. Es gibt aber auch die ganz Ungeduldigen, die ihr chronisches Leiden nicht auf die lange Bank schieben möchten und das medizinische Personal im Büfettrestaurant ansprechen: »Sie sind doch der Schiffsarzt. Mir knirscht mein Knie, kann das Gicht sein, und welche Diät empfehlen Sie?« Mit einem Teller in der rechten und einem Getränk in der linken wären Blickdiagnosen selbst für den erfahrenen Mediziner mit Röntgenaugen Glücksspiel. Meistens verweise ich freundlich auf die Öffnungszeiten des Hospitals. Unvergesslich und Vorbild ist mir ein Kapitän, bei dem ein Gast zwei Weizenbiere bestellte, weil er ihn für den Oberkellner hielt. Ohne mit der Wimper zu zucken, lieferte er die Bestellung aus. »Zum Wohl«, sagte er und fragte dann: »Kann ich sonst noch etwas für Sie tun?«

Das ist Professionalität, wie wir sie verstehen. Eine Mannschaft führen kann man nur, wenn man Vorbild ist, nicht durch Druck.

An den Seetagen ist für besonders viel Abwechslung an Bord gesorgt. Wer will, kann in unserem Atelier unter Anleitung der schiffseigenen Kreativkünstlerin kreativ tätig werden, zum Fitnesstraining gehen, saunieren, eine Massage genießen, den spannenden Vorträgen der Lektoren lauschen und vieles mehr. Ich hatte mal einen lieben alten Segelfreund an Bord, einen Weltumsegler, dessen Salzbuckel beladen war mit Vorurteilen gegen Kreuzfahrer. Ich rechne es ihm hoch an, dass er dennoch an Bord kam, damit wir ein bisschen Zeit miteinander verbringen konnten. Am Ende war auch er hingerissen: »Mensch Reinhard, war echt toll, einfach mal die Verantwortung abgeben und sich über die Meere schippern lassen, toll. Ich komme wieder, und besonders die Vorträge über Sterne waren echt stark.« Ich konnte nur zustimmen, die angebotenen Seminare des Bordlektors zu Sternenkunde und Navigation waren wirklich exzellent. Der Lektor beendete sie stets mit einem Gedicht von Reiner Kunze:

Rudern zwei ein Boot,
der eine kundig der Sterne,
der andre kundig der Stürme,
wird der eine führn durch die Sterne,
wird der andre führn durch die Stürme,
und am Ende ganz am Ende,
wird das Meer in der Erinnerung blau sein.

Die letzte Reise

Dieses Gedicht hatte Herr Sedlmeier in großen Buchstaben auf ein Blatt Papier eher gemalt als gezeichnet und mit Leukoplast an die Wand gegenüber vom Bett seiner Frau auf der Intensivstation geklebt. Es war ihr Hochzeitsgedicht.

Wir hatten alles getan, was in unserer Macht stand, um den endgültigen Sterbeprozess der Patientin abzuwenden, doch würde die Luke ins Jenseits dichthalten? Aus meiner Sicht bestand noch immer eine leise Hoffnung, an der sich nun auch Herr Sedlmeier festklammerte. Seine robuste Frohnatur war ihm abhandengekommen. Es war ihm klar geworden, in welch großer Gefahr seine Frau schwebte und dass er kurz davorstand, sie zu verlieren. Das Pflegepersonal kümmerte sich sehr fürsorglich, umsichtig, ja, ich möchte sagen liebevoll um die Patientin. Regelmäßig wurde sie gewaschen und gebettet. Bis in die Abendstunden hinein blieb die Situation stabil. Unsere Antibiotika schienen zu wirken, und ich war gedämpft optimistisch, dass wir das Ruder doch herumreißen konnten.

Leider stieg das Fieberthermometer in der zweiten Nachthälfte und zum Morgen des zweiten Tages hin wiederholt auf über vierzig Grad. Wir versuchten, dem fiebernden Körper mit eisgekühlten Handtüchern Linderung zu verschaffen, umwickelten auch die Medikamentenschläuche mit Eis und taten alles medizinisch Notwendige. Es half nichts, trotz unserer größtmöglichen Bemühungen entwickelte die Patientin eine Sepsis, die umgangssprachlich auch als Blutvergiftung bezeichnet wird. Ein Krieg im Blut, bei dem das Immunsystem gegen die Toxine der Bakterien kämpft, welche die Organe vergiften. Einen ausreichenden Kreislauf konnten wir nur noch mit hohen Dosen an Noradrenalin aufrechterhalten, ein stark kreislaufunterstützendes Medikament. Auch der Blutzucker stieg immer wieder in astronomische Höhen, und wir verbrauchten viel Insulin. Bis zum Mittag wurde Frau Sedlmeiers Zustand noch kritischer, die Urinausscheidung ging zurück. Im Labor bestätigte sich das Nierenversagen mit hohen Kreatinin- und Kaliumwerten, im Urinbeutel sammelten sich nur mehr ein paar bräunliche Tropfen.

Herr Sedlmeier saß ununterbrochen am Bett seiner Frau. Während er in den ersten Stunden noch hin und wieder für eine Zigarette nach draußen gegangen war, wollte er sich nun keine Sekunde von ihr trennen. Er redete mit ihr, flüsterte ihr Liebkosungen ins Ohr, streichelte ihre heiße Hand, und manchmal sprach er kurze Sätze zu sich selbst, die immer mit einem Fragezeichen in der Stimme endeten.

»Wir haben doch unser ganzes Leben zusammen verbracht?«

»Was soll ich denn machen ohne dich?«

»Natürlich wusste ich, dass es irgendwann aus ist, aber warum ausgerechnet jetzt?«

Frau Sedlmeier war aufgrund des septischen Multiorganversagens in meinen Augen in einen finalen Sterbeprozess eingetreten, das musste ich ihrem Mann in meinem Sprechzimmer mitteilen.

Er sagte lange nichts, dann nickte er weinend. »Ja. Das spüre ich auch. Aber solange Sie noch einen Funken Hoffnung haben, bitte ich Sie, alles zu versuchen.«

»Nach meinem Ermessen können wir den Sterbeprozess nicht

mehr aufhalten, und wir sollten ihn auch nicht mehr stören«, antwortete ich.

Herr Sedlmeier fragte verzweifelt, ob die auberginefarbene Gesichtshautfarbe seiner Frau bedeuten würde, dass es nun zu Ende gehe.

Ich nickte. »Ja. Wir haben diesen Kampf verloren.«

»Es ist so entsetzlich«, schluchzte er gepresst. »Aber ich weiß, dass sie das jetzt so wollen würde. Sie will gehen.«

Er rang um Fassung in dem Bewusstsein, dass er am Anfang eines langen Weges ohne seine Frau stand. Er ahnte, was auf ihn zukam, und nahm es nun an, ohne sich weiter dagegen aufzulehnen. Still drückte er mir die Hand, legte dann die andere darüber und ging zurück zu seiner Frau, deren Brust sich noch immer hob und senkte unter der künstlichen Beatmung.

Ich informierte den Kapitän, dass wir die Therapie einstellen würden, da der Sterbeprozess begonnen habe.

»Dann können wir mit planmäßiger Geschwindigkeit weiterfahren?«

»Es macht keinen Sinn, schneller zu fahren. Wir werden den Hafen, der auch nur vielleicht Rettung bringen könnte, nicht mehr rechtzeitig erreichen.«

Dennoch kam der Kapitän ins Hospital, und wir diskutierten noch einmal alle Möglichkeiten. Selbst wenn wir früher einen Helikopter zur Verfügung gehabt hätten, die Patientin war unter den gegebenen Bedingungen nicht transportfähig. Aber es war eine Selbstverständlichkeit für unseren Kapitän, dass er sich für Herrn Sedlmeier Zeit nahm und ihm tröstende Worte zusprach.

Wir stellten die Beatmung der Patientin auf Raumluft, reduzierten also den zugesetzten medizinischen Sauerstoff und gaben nur noch so viele Medikamente, dass sie keine Schmerzen hatte. Nach und nach wurden ihre Lippen blass und weiß, und nach einer Stunde starb sie im Beisein ihres Mannes. Wir ließen die beiden allein, bis die sicheren Zeichen des Todes eingetreten waren. Dann machte ich die Leichenschau, und wir bereiteten die Verstorbene vor für das Kühlhaus, bei Mirko flossen einige Tränen. Alle waren sehr mitfühlend, aber auch stark übermüdet nach diesem langen Kampf.

»Sie sieht aus, als ob sie lächeln würde«, meinte Herr Sedlmeier, und damit hatte er recht. Frieden war in dieses Gesicht eingekehrt. Als Herzchirurg, Intensivmediziner und Notarzt habe ich eine intensive Langzeitbeziehung mit dem Tod. Er hat viele Gesichter, und manchmal ist er nach einem langen Kampf erlösend wie ein Lächeln.

Bei Sonnenaufgang kam Land in Sicht, noch in Dunst gehüllt, aber unzweifelhaft die Ostküste Nordamerikas. Als wir in die geschützte Bucht von St. John's in Neufundland einfuhren, tat sich der Nebel auf. Backbord grüßte der Leuchtturm Fort Amherst von den hohen Klippen und steuerbord der Aussichtspunkt Signal Hill mit dem Cabot Tower.

»Am liebsten wäre meiner Frau ein Seemannsgrab gewesen«, sagte Herr Sedlmeier, nachdem er sich von ihr verabschiedet hatte. Ich wusste, was er meinte, ich werde des Öfteren danach gefragt. Die Verblichene in einen weißen Leinensack einpacken und während einer feierlichen Abschiedszeremonie über Bord gehen lassen, wie man es manchmal in alten Seefahrerfilmen sieht, geht leider nicht. Jeder Verstorbene wird im nächsten geeigneten Hafen auch noch einmal von einem Amtsarzt gesichtet, und bei Zweifeln an der Todesursache wird eine Obduktion angeordnet. Bei Frau Sedlmeier wurde eine natürliche Todesursache, wie in meinem Totenschein beschrieben, bestätigt.

Mittlerweile fahre ich seit acht Jahren zur See. Als Fleet Senior Doctor bin ich mitverantwortlich für alle Schiffsärzte, Pflegekräfte und sieben Bordhospitäler. Einige Transatlantikreisen liegen in meinem Kielwasser, von Ost nach West und umgekehrt. Mehrmals habe ich es erlebt, dass Schwerstkranke erst an einem *Point of no Return* ins Hospital kommen, also an einem Punkt, an dem es kein Zurück mehr gibt.

Ich erinnere mich ganz besonders an einen Gast, der eine 35 Tage währende Reise von Bremerhaven in die Karibik und zurück machte, die auch von älteren Gästen mit diversen Gebrechen geschätzt wird. Sie ersparen sich die Flugreise, können bequem mit der Deutschen Bahn anreisen und sich dann allmählich akklimatisieren. Der Jetlag entfällt, und jeden Tag wird es ein bisschen wärmer. Wir bereisten das karibische Meer und besuchten Inseln, bei denen einem allein schon die Namen auf der Zunge schmelzen: Curaçao, Martinique oder Barbados.

Besagter Herr war erst sechzig Jahre alt und erschien mehrfach in der Abendsprechstunde, jeweils eine Stunde nach dem Auslaufen. Mal hatte er diffuse Schmerzen, mal Verstopfung, dann Luftnot, Übelkeit und so weiter. Wir konnten seine Symptome behandeln und ihm Linderung verschaffen, aber die eigentliche Ursache fanden wir nicht heraus. Jedes Mal, wenn ich ihn sah, wirkte er kränker, und einen Tag, bevor wir in Antigua ablegten, zurück über den Atlantik mit Ziel Horta auf den Azoren, riet ich ihm dringendst, die Reise abzubrechen und eine Klinik aufzusuchen. Unsere diagnostischen Möglichkeiten sind begrenzt. Wir haben keinen Kernspintomografen an Bord, keine Computertomografie und auch keine Speziallabore. Die nächsten sieben Tage hörte ich nichts mehr von ihm und glaubte, er wäre vernünftig geworden und nach Hause geflogen.

Während die Tage auf See auf der Hinfahrt häufig noch als aufregend, spannend und neu empfunden werden, zumal als Highlight die traumhaften karibischen Inseln warten, ist die Rückfahrt, nun ja, eine Fahrt zurück in den Alltag. Es wird kälter, die Tage werden kürzer. Der Urlaub nähert sich dem Ende. Das Bordleben ist nicht mehr neu, sondern bekannt. Die Stimmung auf dem Schiff ist eine andere.

Manchmal bekommen das auch die guten Geister des Schiffs zu spüren, die jeden Tag dafür sorgen, dass es den Gästen an nichts fehlt. Wie viel Aufwand das ist, davon machen sich die meisten Passagiere keinen Begriff. Mir tut es in der Seele weh, wenn ich Zeuge einer ruppigen Bemerkung werde.

Ja gewiss, es hat ausnahmsweise fünf Minuten statt normalerweise zwei Minuten gedauert, bis der Kaffee serviert wurde – aber gerade an Tagen mit schlechterem Wetter, wenn sich alle Passagiere im Schiff aufhalten, rennt das Servicepersonal von früh morgens bis spät nachts. Alle Gäste wollen alles auf einmal. Und vielleicht läuft bei einer der Kaffeemaschinen gerade das automatische Entkalkungsprogramm … oder es passiert sonst etwas hinter den Kulissen. Sicher ist: Ein kleines bisschen verspäteter Kaffee kann ein größerer Genuss sein, weil man ihn mehr wertschätzt. Und bitte auch die Servicemitarbeiter, die ihn zubereiten und servieren.

Eine Stunde nach dem Auslaufen aus Horta, diesmal mit Ziel Teneriffa in Spanien, stand mein Patient mit den unerklärlichen Symptomen wieder in meinem Sprechzimmer. Allmählich wurde er mir unheimlich. Er hatte graue Haut, und er schien nur noch ein Schatten seiner selbst zu sein.

»Was kann ich für Sie tun?«

»Danke, ich habe alles«, war seine Antwort. »Ich wollte mich nur verabschieden. Die Reise wird mir allmählich lang, ich beherzige Ihren Rat. Morgen steige ich ab und fliege nach Hause.«

Am Morgen, als wir in Teneriffa anlegten, lag er tot in seiner Kabine. Die Todesursache habe ich nie erfahren, es gab in dieser Kabine nichts, was auf einen Suizid hingedeutet hätte. Auch die örtliche Polizei fand keinen Anhalt dafür. Heute glaube ich, er wusste ganz genau, dass sich nicht nur die Seereise, sondern auch seine Lebensreise dem Ende näherte.

Gelegentlich erhalte ich Anfragen von Krebspatienten in fortgeschrittenem Stadium, die noch einmal ihr Traumziel sehen wollen. Seien es die Wasserfälle und Seeadler im Geirangerfjord in Norwegen oder die Zitronenblüte an der Amalfiküste. Ich kann den Wunsch nachvollziehen, wenn sich das Leben dem Ende zuneigt, noch einmal das Meer zu erleben, Salz auf der Haut und Wind in den Haaren. Und wenn es irgendwie geht, versuchen wir von der *Mein Schiff*-Flotte, diesen Wunsch auch zu erfüllen. Doch das muss gut vorbereitet sein. Sonst trifft der letzte Blick kein blaues Meer, sondern die weiße Wand der Intensivstation. Falls wir bezüglich des Gesundheitszustandes einer Patientin oder eines Patienten Bedenken haben, suchen wir auch das Gespräch mit den behandelnden Ärzten an Land, um eine Lösung zu finden. Vielleicht eignet sich ein küstennahes Fahrtgebiet besser als eine Transatlantikpassage mit vielen Seetagen.

Wir Ärzte und Krankenpfleger tun alles, damit auch kranke Passagiere eine unvergessliche und sichere Seereise erleben. Wenn wir vorher wissen, was sie auf der Reise benötigen, können wir uns darauf einstellen.

Sogar wenn sie eine spastische Lähmung haben und künstlich ernährt werden oder eine Bauchfelldialyse machen müssen, versuchen wir das zu ermöglichen. Ich erhalte auch Anfragen, ob Patienten mit sogenannten Kunstherzen mit uns reisen können. Das sind Miniturbinen aus Titan-Metall-Legierungen, die an das schwache Herz angedockt werden. Sie bestehen aus einem Gehäuse, einem Motor und einer Antriebsschraube. Ich habe selbst einige implantiert. Sie sind mit dem Antrieb eines Schiffs durchaus vergleichbar. Die Herzschraube bewegt Blut, die Schiffsschraube Wasser, und beide sorgen für Antrieb. Im Falle des Schiffs für die Fahrt zu neuen Ufern oder im Falle des Menschen für die Fahrt durchs Leben.

Ahoi-Tipp für jede Welle

Falls Sie besondere medizinische Betreuung benötigen, ist es unbedingt erforderlich, vor Buchung der Reise einen aussagekräftigen Arztbrief an die Reederei zu schicken, der dann an mich weitergeleitet wird. Und wenn Sie Allergiker sind oder andere Unverträglichkeiten haben, bitte auch das bereits bei der Buchung Ihrer Reise angeben.

Ganz große Oper

Auch wenn wir im Hospital sehr beschäftigt sind, so kennt man auf so einer langen Reise von Hamburg nach New York mit der Zeit die Gesichter vieler Gäste, und manche fallen einem besonders auf. Zu dieser Kategorie gehörte ein Herr, der stets elegant gekleidet war, mit Jackett, Hemd und extravagant bunter, handgebundener Fliege. Dazu gebügelte Hosen, unter denen Strümpfe sichtbar wurden, farblich genauso abenteuerlustig wie die Fliege. Die Füße steckten in handgenähten Budapestern. Sein schütteres Haupt schützte stets ein weißer Panamahut. Ein Gentleman-Mix zwischen klassisch-hanseatisch und britisch-extravagant.

Den kenn ich vom Sehen, dachte ich mir, als ich mich über ihn beugte und seine Fliege öffnete. Sein Kopf lag in einer Blutlache, und er schien nicht zu atmen. Also zog ich als Erstes mit beiden Händen seine Unterkiefer hoch. Die Zunge kam damit wieder nach oben, und der Patient atmete einmal lange und tief ein. Mit dem Ausatmen verließ ihn eine Fahne aus Gin Tonic von diagnostischem Wert. »Mindestens zwei Promille«, sagte ich zu Mirko, der mich begleitete.

»Bringen wir ihn ins Hospital? Die Wunde muss doch sicherlich genäht werden, oder?«, fragte er.

Wunde war in diesem Fall eine Untertreibung. Die Kopfschwarte des Patienten war bis auf die Schädeldecke und einmal der Länge nach vom ehemaligen Haaransatz bis zum Beginn des Hinterhaupts gespalten. Darunter weißer Knochen, so weiß wie der Panamahut, der unter einen Sessel gerollt war. Daneben lagen verstreut ein Stift und ein Notizbuch, in Leder gebunden.

Als ich den Patienten ansprach, öffnete er die Augen und sagte formvollendet lallend: »Gestatten Juhani von Tripps. Verzeihen Sie bitte die Umstände. Der Aperitif ist mir wohl ein wenig entglitten.«

Dann schloss er die Augen wieder, und wir brachten ihn ins Hospital. Glücklicherweise hatte Herr von Tripps sonst keine gravierenden Begleitverletzungen, und das Röntgenbild des Schädels ließ keinen Sprung in der Schüssel seines Bewusstseins erkennen.

Ich machte mich daran, den Schaden zu beheben, und verschloss die Wunde unter örtlicher Betäubung mit immerhin 25 Stichen. Dreißig Minuten später zierte eine lange Nahtreihe die Haut mittig über den Hemisphären seines Gehirns. Nun konnten wir uns an die Kosmetik machen und reinigten den Patienten von Blut. Es gibt fast nichts, was so sehr blutet wie Kopfplatzwunden – unser Kopf ist nun mal das am meisten durchblutete Organ. Bis zu 30 Prozent des Blutvolumens gehen ins Gehirn, und da Alkohol die Blut-Hirn-Schranke locker überwinden kann, bringt er die wohlgeordnete Funktion der Nervenzellen durcheinander, und wir werden betrunken. Die nächste Stufe ist dann sturzbetrunken, und diese hatte unser Patient erreicht. Die Recherchen ergaben, dass er seit mehreren Stunden von einer Bar in die nächste gezogen war. So fiel niemandem auf, wie viel er intus hatte. Nach mehreren Stunden im Hospital war Herr von Tripps so weit nüchtern und wiederhergestellt, dass wir ihn guten Gewissens mit einer großen Schachtel Schmerzmittel entlassen konnten sowie der Bitte, sich am nächsten Tag im Hospital zur Wundkontrolle vorzustellen.

Am nächsten Morgen war er der Erste, doch der distinguierte Gentleman hatte Federn gelassen, ziemlich zerzaust sah er aus in seinem weißen Frotteebademantel und Schlappen an den Füßen. Im OP inspizierte ich die Wunde und war zufrieden mit dem Ergebnis. Heike wusch sorgfältig die letzten Blutreste aus seinen Haaren. Herr von Tripps versicherte mir, dass er sich bis auf seinen Brummschädel wohlfühle.

»Das freut mich zu hören. Dennoch haben Sie sich zumindest ein leichtes Schädel-Hirn-Trauma zugezogen, also eine Gehirnerschütterung.«

»Schädel-Hirn-Trauma klingt so grässlich dramatisch«, meinte er. »Da nehme ich lieber die Gehirnerschütterung.«

»Sehr gerne«, antwortete ich, »wir sollten über die Möglichkeit eines Reiseabbruchs sprechen.«

»Das geht auf gar keinen Fall!«, rief Herr von Tripps.

Fragend schaute ich ihn an.

»Ich muss nach New York! Egal wie, komme, was da wolle«, bekräftigte der Patient energisch und zitierte dann zu meiner Verblüffung Theodor Fontane aus dem Gedicht »Tritt ein für deines Herzens Meinung«:

Wie Luther einst, in festem Sinnen,
So sprich auch du zu Gottes Ehr':
»Ich geh' nach Worms, und ob da drinnen
Jedweder Stein ein Teufel wär'!«

Bei »da drinnen« zeigte er auf seinen Schädel. Eine Gedächtnisstörung hat er jedenfalls nicht behalten, dachte ich mir und fragte:

»Wieso müssen Sie denn unbedingt nach Worms, äh, New York?«

»Weil ich versprochen habe, sie wiederzusehen!«

»Wen?«

Er seufzte einmal, dann noch einmal, schaute mich prüfend an und entschloss sich schließlich, mir sein Herz zu öffnen.

»Wir trafen uns zufällig in einer Hamburger Bar, nur ein paar Schritte von der Oper entfernt. Es war nach der Premiere von *Carmen*, was für ein farbenprächtiges, opulentes Spektakel um Liebe und Freiheit. Wir kamen ins Gespräch und hatten einen himmlischen Abend. Sie ist so … einzigartig, anders als alle anderen, klug und witzig, und außerdem ist sie schön, bildschön.« Für einen Moment schloss er die Augen, als suche er nach den richtigen Worten. »Meine Venus! Sie ist einfach wundervoll, eine Amerikanerin, aus New York. Als die Bar schließlich schloss, tauschten wir Adressen aus und gingen unserer Wege. Ich konnte sie nicht vergessen und schrieb ihr, dass ich nach New York kommen möchte, zur Premiere der Oper *Don Giovanni* an der Metropolitan Opera. Ob sie mich nicht begleiten wolle? Und stellen Sie sich vor! Sie stimmte zu. Die Premiere ist in fünf Tagen, und danach wollen wir in die sagenhafte Old Town Bar gehen. Der Tresen ist sechzehn Meter lang, nur Mahagoni und Marmor. Kennen Sie doch?«

»Ich glaube nicht«, sagte ich, schrieb sie aber im Geiste schon mal auf die Liste interessanter Orte in New York, die ich besuchen wollte.

»Dort will ich ihr meine Liebe gestehen«, fuhr er fort »und …« – er machte eine theatralische Pause – »dass mir so etwas Wunderbares noch nie passiert ist. Seit unserer Begegnung denke ich Tag und Nacht an sie. Ich muss ferner gestehen, ich habe Flugangst, deshalb reise ich mit dem Schiff. Und weil die Strecke Hamburg–New York ja auch ein Mythos ist, der Aufbruch zu neuen Ufern …«

»Mit Ihrer klassischen Bildung und so, wie Sie sich kleiden, hätte ich Sie eher auf der *Queen Elizabeth* vermutet«, neckte ich ihn ein wenig, während ich seine Nähte mit Desinfektionsmittel betupfte und einen neuen Verband aufbrachte.

Er lächelte. »Nein, das ist mir zu blasiert, zu klischeehaft, ich will auch mal was Verrücktes tun, und hier an Bord trifft man ja alle Arten von Menschen, gute Mischung aus Klassik und Moderne, lebhaft, viele Kinder, das gefällt mir.«

Er dachte einen Augenblick nach, und eine dunkle Wolke schob sich vor sein sonst so sonniges Gemüt.

»Nun also, die Sache ist die …, je näher wir New York kommen, umso mehr wächst meine Angst, dass sie mich nicht erhören wird.«

»Es gibt keine schlimmere Angst, als abgelehnt zu werden«, stimmte ich zu.

»Wie wahr! Gestern Nachmittag wollte ich ihr ein Gedicht schreiben, auf Englisch. Doch alle meine Versuche sind lausig, mein Englisch ist zu schlecht, so was kann ich ihr nicht vortragen. Je mehr ich mich anstrengte, umso blockierter wurde ich. Und so sind aus einem Gin Tonic, der mich poetisch inspirieren sollte, ein ganzes Dutzend geworden, das mich vom Hocker gehauen hat. Was für eine Tragödie, ich schäme mich so sehr.«

»Dann dichten Sie doch mit künstlicher Intelligenz, da gibt es super Übersetzungsprogramme im Internet!«, äußerte sich nun ganz unerwartet Heike.

»Nein, damit kenne ich mich nicht aus, und das ist mir auch zu profan«, entgegnete Herr von Tripps niedergeschlagen. »Ein Gedicht muss aus dem Herzen kommen, nicht aus Halbleitern und Algorithmen.«

Die gute Seele Heike kämpfte für ein Happy End. »Dann malen Sie ihr doch ein Bild!«

Verdutzt sah Herr Tripps sie an. »Wie meinen Sie das?«

»Na, wenn Sie nicht dichten können, malen Sie ihr eben Ihre Gefühle. Sie können auch auf Deutsch malen anstatt auf Englisch. Wir haben hier ein Atelier, und Louise, unsere Atelierkünstlerin, hat immer tolle Ideen. Sie macht auch Kunstkurse für die Crew, ein Freund von mir geht da immer hin. Die hilft Ihnen bestimmt, und da gibt's auch kein Problem mit Deutsch und Englisch, Farbe ist Farbe.«

»Famose Idee«, rief er, »ich werde mich heute noch ans Werk machen.«

»Lassen Sie uns gerne wissen, ob Sie erhört wurden«, bat ich ihn – »für spannende Liebesgeschichten habe ich als Herz-Doc eine berufsbedingte Schwäche.«

Die Göttin Hygieia

Über Halifax in Kanada und Boston in den USA näherten wir uns dem Big Apple New York und der Freiheitsstatue. Doch die große Freiheit sah zunächst einmal ganz anders aus, als ich gedacht hatte. Proportional mit der Vorfreude der Gäste stieg die Nervosität hinter den Kulissen.

»Ich hoffe, dass bei der USPH-Inspektion alles glattläuft«,

seufzte der Hotelmanager, als ich ihm ein paar Lutschtabletten für seinen entzündeten Rachen verordnete. USPH ist die Abkürzung für *United States Public Health Services*, ein Gesundheitsprogramm, das die Hygieneüberwachung auf Schiffen mit mehr als dreizehn Personen an Bord zur Aufgabe hat. Diesbezüglich gibt es Standards und Regularien, welche die Oberste Gesundheitsbehörde, die *Centers for Disease Control and Prevention* (CDC), erstellt, mit dem Ziel, das Einschleppen von infektiösen Erkrankungen zu vermeiden.

Über fünfzig Millionen Menschen sind seit deren Gründung 1776 in die USA immigriert. Das sind mehr als in jedes andere Land der Welt, und deshalb sind die USA auch besonders pingelig. Aufgrund der mitunter katastrophalen hygienischen Bedingungen an Bord der Auswandererschiffe wurden alle Arten von Seuchen und Erkrankungen eingeschleppt. Wie in den meisten anderen Ländern dieser Welt genügt es in den USA nicht, dass das Schiff vor Einlaufen in den jeweiligen Hafen die obligatorische Gesundheitserklärung (*Health Declaration*) an die Hafenbehörden schickt, sondern es können jederzeit zwei bis drei Inspektoren unangemeldet an Bord kommen. Die Besatzung weiß nicht, wann und wo. In ihren Aktentaschen haben die Beamten ein Hundert-Punkte-Protokoll, auf dem an erster Stelle die Wasserhygiene steht, gefolgt von der Hygiene im Hospital, der Dokumentation infektiöser Erkrankungen, der Lebensmittelhygiene in den Küchen und Restaurants, der Sauberkeit der Toiletten, der Anzahl der Handdesinfektionsspender und so weiter, bis zu den Überwachungsmaßnahmen, die Ungeziefer und sogar die Ausbreitung der Pest vermeiden sollen. Mit den Inspekteuren ist nicht zu spaßen. Für ihren Dienst an Hygieia, der Göttin der Hygiene, kriechen sie in die hintersten Winkel des Schiffs. Kleinste Abweichungen werden mit Punkteabzug und strengen Auflagen bestraft, und die Ergebnisse der Kontrollen werden für die Allgemeinheit einsehbar im Internet veröffentlicht. Wir wollten natürlich bestens dastehen. Da wir das erste *Mein Schiff* in den USA waren, war die Aufregung entsprechend groß. Niemand hatte Erfahrung mit den Inspektoren, und immer und immer wieder gingen wir die Protokolle akribisch durch.

In den Crewaufzügen wurden Plakate angebracht mit der Überschrift *Potentially Hazardous Food,* was so viel heißt wie »Möglicherweise gefährliches Essen«. Darunter Abbildungen eines leckeren Stück Bratens, einer Zuckerbäckertorte und eines knackigen Salates. Im Stillen dachte ich mir, ja, was soll man denn dann essen, was wäre denn ungefährlich? Bleibt eigentlich nur Fertignahrung in Dosen und Tüten, Cracker und Coca-Cola. Durchfall bekommt man davon nicht, aber eine derart einseitige Ernährung lässt das Körpergewicht und die Anzahl der Zucker- und Bluthochdruckerkrankungen explodieren. Gerade in den USA sind diese Erkrankungen epidemisch, bereits Kinder leiden darunter.

Gewiss ist aber auch, dass Noroviren Ausbrüche von Durchfallerkrankungen verursachen können, wenn bei frisch gekochtem Essen die Temperaturkontrollen nicht eingehalten werden oder der Salat nicht gewissenhaft gewaschen wird. Ab und zu gibt es das auch in Deutschland, in Kantinen oder Altenheimen. Da Kreuzfahrtschiffe weitgehend geschlossene Systeme sind, mit vielen Menschen auf engem Raum, verbreiten sich die fiesen Viren hier ebenso schnell. Jedes Jahr gibt es solche Meldungen, die sehr schnell zur Stilllegung des gesamten Schiffsbetriebes führen können. Um bei der Begehung durch Inspekteure Diskussionen mit der USPH-Behörde erst gar nicht aufkommen zu lassen, wurden weitreichende Maßnahmen ergriffen und alles, was auch nur entfernt ein Problem darstellen könnte, optimiert.

Zum Beispiel wurden unter freiem Himmel befindliche Grillstationen außen auf dem Achterdeck abgebaut, schließlich könnte eine Möwe eine Feder verlieren, die in den Kartoffelsalat schwebt, und vieles mehr. Anfangs habe ich über solche Ideen geschmunzelt, und auch, als ich hörte, wie ein Witzbold die Inspektoren als dem *Department für Shitology*, also der Abteilung für menschliche Ausscheidungen, zugehörig bezeichnete. Doch als das Hospital mit detektivischem Spürsinn auseinandergenommen wurde, verging mir das Lachen. Die meinten das ernst, sehr ernst. Die Inspektoren wollten auch wissen, ob wir Medikamente zur HIV/AIDS-Prophylaxe bei Nadelstichverletzungen an Bord haben. Weshalb? Nun, leider kommt es immer wieder vor, dass Gäste mit chronischen Erkrankungen sich selbst Medikamente spritzen und ihre Kanülen nicht in die Spenderbehälter werfen, sondern in den Mülleimer und das Housekeeping sich daran verletzt. Wir hatten die erforderlichen Pillen, und bei der Inspektion erreichte das gesamte Schiff sagenhafte 99 Punkte. Wir waren sehr stolz darauf, und ich habe während der Vorbereitungen noch mal sehr viel besser verstanden, wie verletzlich so ein Schiff ist, gerade was Infektionen betrifft. Deshalb hier mein

Ahoi-Tipp für jede Welle

Hygiene ist nicht nur hinter der Theke wichtig, sondern auch davor. Waschen und desinfizieren Sie sich die Hände, bevor Sie ins Restaurant gehen. Und falls Sie sich Medikamente spritzen: Werfen Sie die Nadeln nicht in den Papierkorb, sondern in Kanülen-Abwurfbehälter, die Ihnen das Housekeeping auf Anfrage gerne bereitstellt.

Der Klang des Herzens

Mit dem ersten Morgengrauen liefen wir vom Atlantik kommend unter der mächtigen Verrazzano-Narrows Bridge hindurch in die Bucht von New York ein. Das gesamte Schiff war auf den Beinen. Kein Crewmitglied, kein Gast wollte den Höhepunkt dieser ikonischen Reise verpassen. Der Schriftsteller Alessandro Baricco schildert ihn in seiner Erzählung *Novecento – Die Legende vom Ozeanpianisten*, die Anfang des 20. Jahrhunderts spielt, mit wenigen Worten so intensiv, wie es nur ein großer Dichter vermag.

> *Wir waren mehr als tausend auf diesem Schiff: steinreiche Leute auf Reisen, Auswanderer, Sonderlinge und wir … Trotzdem gab es jedes Mal einen, nur einen einzigen, einen, der … es als erster sah. Vielleicht aß er gerade was, oder er ging einfach so spazieren da auf dem Deck … vielleicht zog er gerade seine Hose zurecht … er hob kurz den Kopf, warf einen Blick auf das Meer … und da sah er es. Er blieb wie angewurzelt stehen, da, wo er gerade stand, sein Herz schlug zum Zerspringen, und jedes Mal, jedes verfluchte Mal, wirklich jedes Mal drehte er sich zu uns um, zum Schiff, zu allen, und schrie (leise und langsam): Amerika.*

Auch über hundert Jahre danach kann sich niemand der Magie des Blicks auf die beleuchtete Skyline Manhattans und die Freiheitsstatue entziehen. Der Kapitän drehte mit der *Mein Schiff 6* mehrere Pirouetten vor der Freiheitsstatue. Auf den offenen Decks wurde heißer Kakao angeboten, während der Lektor über das Bordlautsprechersystem erklärte, was genau es alles zu sehen gab. Auch ich konnte es kaum erwarten, die Stadt zu erkunden, doch es dauerte noch eine ganze Weile, bis wir gegenüber der

Südspitze Manhattans, in Bayonne, festgemacht hatten. Von hier aus brauchte man sicherlich neunzig Minuten zum Time Square, aber besser könnte der Blick auf den Big Apple und die Freiheitsstatue nicht sein. Die Stadt lockte wie ein großes Versprechen und schien jede Sünde wert.

Am Nachmittag machte ich mich auf, New York zu erobern. Es dauerte eine Weile, bis ich mich in der *Subway*, der U-Bahn, zurechtfand, doch die New Yorker sind unglaublich nett und unterstützend. Ständig wurde ich gefragt, ob ich Hilfe bräuchte, und ich spürte, in dieser Stadt, die sicherlich auch sehr brutal sein kann, weht ein Geist der Unterstützung. Ich glaube, das ist ein Erbe des Zusammenhalts der ersten Einwanderer, die nur überleben konnten, wenn sie sich halfen.

Im High Line Park im westlichen Manhattan genoss ich es, nach so vielen Tagen auf See festen Boden unter den Füßen zu haben. Hier wurde auf einer ehemaligen Güterzugtrasse in sieben Metern Höhe ein naturnahes Biotop angelegt, eine grüne Schlange mit fast drei Kilometern Länge, auf der sich Flanierende und Liebende, Künstler und Gaukler, Kunstwerke und Kinder ein Stelldichein gaben. Ganz viel Grün und bunte Blumen sättigten statt Blau meine Augen. Ich genoss diesen urbanen Garten Eden und spazierte hinunter bis zum südlichen Ende, wo ich mich auf das Rubin Museum of Himalayan Art freute. Es beherbergt eine renommierte Sammlung buddhistischer und hinduistischer Kunst aus dem Himalaya und angrenzender Regionen und integriert auch Gegenwartskunst. Die Zeit verging wie im Flug, mittlerweile war es schon nach acht Uhr abends, meine Beine waren müde, und erschöpft ließ ich mich in einen Sessel fallen, der im Zentrum des Museums in einer multimedialen Klanginstallation mit dem Titel *The World is Sound* (Die Welt ist Klang) stand. Es war, als erwachte ich in einer anderen Welt, in einem akustischen Zaubergarten, in dessen Mitte die Silbe *OM* blühte. *OM* ist ein Ton, der aus der Stille kommt. Ich nahm ihn wahr, er breitete sich in mir aus, und nach einer langen Weile klopfte an der alten Pumpe im Brustkorb eines Herzchirurgen eine Frage an. Eine Frage, auf die ich keine Antwort hatte, die aber mein Leben verändern würde. Eine Frage, die so mächtig war, dass ich erschauerte. Ist das Herz nur dazu da, um mit einer Pulswelle Blut durch die Arterien und Venen zu bewegen, oder ist es auch ein Sinnesorgan? Was haben essenziellste menschliche Eigenschaften wie Liebe, Mitgefühl, Freude, Mut, Stärke, Wahrheit und Weisheit mit dem Herzen zu tun?

Noch in jener Nacht begann ich, an meinem ersten Buch zu arbeiten, *Der Takt des Lebens – Warum das Herz unser wichtigstes Sinnesorgan ist*. Ohne Herz ist Liebe nur ein Gedanke.

Der große Spuck

Im tropischen Südostasien wird die Sprache des Herzens seit Jahrtausenden gelehrt und verstanden. Dorthin führte mich mein nächster Einsatz, der schon bei der Anreise begann.

Ahoi-Tipp für jede Welle

Falls Sie eine Kreuzfahrt in wärmere Gefilde planen, in denen es draußen heiß und im Schiff oder in den Reisebussen gut gekühlt ist, empfehle ich Ihnen, einen leichten Pullover aus Kaschmir mitzunehmen. Die klimaregulierende Naturwolle hält nicht nur warm, sondern kühlt auch, wiegt nicht viel und ist immer ein guter Begleiter.

Die Frage »Ist ein Arzt an Bord?« wird nämlich nicht nur im Film gestellt. Auch auf meinem Langstreckenflug nach Bangkok für meinen nächsten Einsatz in Südostasien wurde ein solcher Hilferuf über den Bordlautsprecher abgesetzt. Eine Passagierin mittleren Alters war auf dem Weg zur Toilette plötzlich zusammengesackt. Das geschulte Kabinenpersonal brachte sogleich einen Defibrillator. Glücklicherweise steckte kein tödliches Kammerflimmern hinter der Ohnmacht, es handelte sich um eine Kreislaufschwäche, und die Patientin erholte sich rasch. Diagnose? Das Übliche: zu wenig Schlaf, zu wenig gegessen und getrunken. Zu wenig Wasser getrunken, um präzise zu sein, und etwas zu viel

Sekt am frühen Morgen, um am Flughafen auf den beginnenden Urlaub anzustoßen. Schnell war die Patientin wieder fit, und zum Dank durfte ich umziehen in die bequeme First Class, wo ich den Rest der Reise mit allem Luxus genoss, der über den Wolken möglich ist: eigenes Schlafbett und Geschirr aus Porzellan. Das war herrlich, doch ich komme auch in einfachsten Verhältnissen prima klar. Als sich die Boeing 747 im Landanflug auf Bangkok senkte, war ich gut erholt und freute mich auf diese Stadt, in der ich während meines Studiums zwei Monate am größten thailändischen Universitätsklinikum, dem Siriraj Hospital, in den Abteilungen Gynäkologie und Tropenerkrankungen famulierte, also ein studentisches Praktikum gemacht habe. Ich wohnte damals in einem uralten traditionellen Thaihaus, ganz aus Teak gezimmert und umgeben von einem tropischen Garten. Meine Mitbewohner waren Spinnen und Geckos, die mich mit ihren Netzen und schnellen Zungen freundlicherweise vor Moskitos und anderem Ungeziefer bewahrten. Wir lebten in friedlicher Symbiose, etwas anderes hätte ich mir auch nicht leisten können – es war die billigste Unterkunft, die ich damals finden konnte.

Jeden Morgen ging ich durch das alte Viertel zum großen Fluss mit Namen Chao Praya, stieg in eines der Schnellboote und düste zehn Minuten den Fluss hinunter, bis ich auf der anderen Seite am Anleger des Klinikums wieder ausstieg. Hier habe ich gelernt, wie man Wunden näht, Kinder zur Welt bringt und auch die Basics über Tropenerkrankungen. Wichtige Kenntnisse, von denen ich auch heute noch profitiere als Chirurg und Notarzt.

Ein Fahrer holte mich am Flughafen ab und brachte mich auf die *Mein Schiff Herz*, die in Laem Chabang, der großen Hafenstadt im Golf von Thailand, auf mich wartete. Der Name der blauen Lady aus Stahl, leider wurde auch sie längst ausgemustert, war wie ein ganz persönlicher Willkommensgruß. Unser erstes Reiseziel war Ho-Chi-Minh-Stadt in Vietnam, das ehemalige Saigon. Einmal über den exotischen Ben-Thanh-Markt schlendern und das köstliche vietnamesische Essen probieren, darauf freute ich mich. Doch ich wollte auch das Kriegsopfermuseum besuchen, das die Grausamkeiten des Dschungelkrieges und die Traumatisierung eines ganzen Landes thematisiert.

Um nach Ho-Chi-Minh-Stadt zu gelangen, musste das Kap Cà Mau umschifft werden, gewissermaßen der geografische Südpol Vietnams. Viele Gäste an Bord hatten den Namen noch nie gehört. Bekannter sind Kap Horn an der Südspitze Südamerikas und das Kap der guten Hoffnung, die Südspitze Afrikas. Diese beiden großen Kaps der Welt sind so berüchtigt, weil an ihnen Ozeane aufeinandertreffen und sogenannte Kap- und Düseneffekte auftreten, die Seeleute schon immer in Angst und Schrecken versetzt haben wegen der grausamen Sturmseen, die hier entstehen können. Damit verglichen ist das Kap Cà Mau ein kleines Kap, wo der Golf von Thailand auf das Südchinesische Meer trifft, und Stürme gibt es hier fast nie. Doch »Kleine Kröten haben auch Gift«, sagt man, und das süße Wörtchen *Mau*, das im Deutschen ein Adjektiv ist, dem *flau* verwandt, sollte bald seine miesen Seiten absondern.

Zwei Seetage lagen vor uns, von denen der erste eine tropische Bilderbuchschifffahrt sein würde. Vom tiefblauen Meer bekam ich wenig mit, überwiegend war ich im Hospital beschäftigt und durfte als frischgebackener Senior Doctor zum ersten Mal als offizielles Mitglied am Executive Meeting teilnehmen, der Sitzung des Exekutivkomitees. Jede Reise einmal treffen sich die leitenden Offiziere zu dieser Besprechung. Neben dem Kapitän sind dabei anwesend: Staff Captain, Chief Engineer, General Manager, Hotel Manager, Cruise Director, Human Resources Manager und Senior Doctor. Bei diesem Treffen werden alle wichtigen Belange an Bord besprochen, ob sie nautische Entscheidungen betreffen, das Hotel, das Management, die Maschinen oder auch die Gesundheit. »Wir werden wohl leicht von den Ausläufern eines Taifuns tangiert werden, dessen Zentrum 400 Seemeilen nordöstlich liegt«, informierte uns der Kapitän.

»Wir versuchen, Tief Marta zu umfahren, so gut es geht, aber ein bisschen ruppig kann es schon werden«, ergänzte der Staff Captain und erinnerte die Abteilungsleiter, alle schweren und beweglichen Gegenstände gut zu sichern. Ich würde besonders darauf achten, dass sich unser gewichtiges Röntgengerät nicht selbstständig machte und auch das Ultraschallgerät an Ort und Stelle blieb.

Die gesamte Besatzung bereitete die *Mein Schiff Herz* routiniert auf *Rough Sea* vor, raue See. In seiner frühen Abendansprache über die Bordlautsprecher fand der Kreuzfahrtdirektor beruhigende Worte für die Gäste, sie brauchten sich keine Sorgen zu machen. Charmant erklärte er, dass man auf alles vorbereitet sei, weshalb die Mitarbeiter vom Housekeeping Spucktüten in den Treppenhäusern auslegten. Das Tropentief sorgte mich Unerfahrenen nicht, vor der Vorstellung der leitenden Offiziere im Theater hingegen – es war meine Premiere als Senior Doctor – hatte ich schon ein bisschen Bammel. Das Theater war rappelvoll, die See machte sich allmählich schon bemerkbar, die Ausläufer des weit entfernten Taifuns hatten *Mein Schiff* erreicht, und ab und zu ruckelte es ganz ordentlich. Spürbar lag Spannung in der Luft. Die Gäste nuckelten wie zur Beruhigung an den Strohhalmen ihrer Cocktails.

»Keine Sorge«, beruhigte der Kapitän unsere Gäste, »das Rucken kommt von unseren Stabilisatoren, das sind so eine Art Unterwasserflossen, die seitlich am Rumpf angebracht sind, die halten das Schiff aufrecht.«

Allgemeines Aufatmen und anerkennendes Gemurmel ob der tollen Technik.

Dann senkte der Kapitän dramatisch seine Stimme:

»Im Auge des Orkans möchte ich Ihnen meinen Geheimtipp gegen Seekrankheit nicht vorenthalten …«

Es wurde mucksmäuschenstill im Theater.

»Machen Sie einen Waldspaziergang!«

Großes Gelächter, Schenkelklopfen.

Der Koch empfahl Schokolade mit Pfefferminztee. »Ist nicht jedermanns Geschmack, aber wenn es wieder hochkommt, schmeckt es wie After Eight.«

Abermals großes Gelächter. Die Stimmung schien sich zu entspannen.

Als ich an der Reihe war, wollte mir beim besten Willen nichts Lustiges einfallen, und so beließ ich es bei einer kurzen Vorstellung meiner Person. Dann kam mir aber doch noch etwas in den Sinn, und ich fügte hinzu:

»Unter Seglern sagt man, in der ersten Phase der Seekrankheit hat man Angst, zu sterben, und in der zweiten Phase Angst, nicht zu sterben.«

Schweigen.

Niemand fand das witzig. In den ersten Reihen gähnten sogar mehrere Personen lauthals. Oh, oh, das kenne ich, dachte ich mir. Nicht dass ich keine Smalltalk-Katastrophe wäre, das bestimmt schon, aber Gähnen ist oft ein sehr zuverlässiger Vorbote einer bevorstehenden Seekrankheit. Doch meine Blickdiagnose behielt ich für mich. Ebenso, dass Cocktails nicht das beste Mittel sind, um Seekrankheit zu vermeiden, sondern wie ein Brandbeschleuniger wirken. Ich wollte meinen Ruf als Spaßbremse schließlich nicht vervollkommnen.

Der Kreuzfahrtdirektor rettete die allgemeine Stimmung vor dem Untergang mit freundlicher Ironie:

»Kotzen mit Ansage, vielen Dank, Herr Doktor!«

Und ans Publikum gewandt: »Mit einem Arzt will im Urlaub

natürlich niemand etwas zu tu haben, und jetzt wissen Sie auch, wieso.«

Stürmischer Applaus. Unfreiwillig war ich in die Rolle des Narren geschlüpft. Ich nahm es mit Humor und verbeugte mich artig. Bei der Audienz des Königs, und so etwas Ähnliches war das hier, durfte der Narr bekanntlich oft als Einziger die Wahrheit sagen, ohne geköpft zu werden. Deshalb hier mein

Ahoi-Tipp für jede Welle

Wenn Sie bei Seegang plötzlich gähnen müssen und müde werden, wird Ihnen wahrscheinlich bald speiübel sein. Spätestens jetzt ist ein guter Zeitpunkt, eine Tablette gegen Seekrankheit zu nehmen oder noch besser ein Zäpfchen. Letztere kommen nicht wieder hoch. Legen Sie sich hin und versuchen Sie zu schlafen. Vergessen Sie davor nicht, ein paar Salzstangen oder salzige Kräcker neben das Bett zu stellen. Die gelten zwar als Dickmacher, aber heute dürfen Sie, weil Sie damit den Salzverlust etwas ausgleichen können und den Magen beruhigen. Eine Flasche stilles Wasser und – für alle Fälle – der Spuckbeutel sollten auch nicht fehlen.

Nach der Show feierten die Gäste an Deck die *White Night Party*, und ich verzog mich in die Koje. Nicht weil ich meinen Kalauer voll versenkt hatte, nein, ich liebe es sogar, über mich selbst zu lachen, aber ein unsichtbarer Jetlag lag mir immer noch im Magen. Meine innere Uhr tickte mitteleuropäisch. Gegen zwei Uhr morgens wachte ich auf, weil das Schiff sich einmal kurz stramm auf die Seite legte und ich auf den Rücken gerollt wurde.

Das gefiel mir! Endlich! Nach den Monaten an Land ein Erlebnis von Seefahrt, fast wie auf meinem Segelboot. Immer wieder stampfte der Bug donnernd in eine Welle. Da sich meine Kabine weit unten auf Deck 2 und Richtung Bug befand, geriet das Bullauge häufig komplett unter Wasser. Schaumige Gischt rann am Glas entlang. Ich fühlte mich im Bauch des Schiffs dem Meer sehr nahe – und geborgen. Irgendwie ein bisschen wie im Mutterleib. Als hörte ich den Herzschlag der See. Bis zu unserer Geburt schwimmen wir neun Monate im Wasser – es ist unser erstes Element, und wir bleiben ihm verbunden. Zu 70 Prozent bedeckt es die Erde, und unser Körper besteht zu 70 Prozent aus Wasser. Wasser ist das Blut der Erde, und unser Blut hat den Salzgehalt der Ozeane. Wasser verbindet uns mit den großen Strömen der Existenz. Im Mutterbauch werden wir geschaukelt und nach der Geburt in Wiegen und Kinderwagen – ohne dass uns schlecht wird. Deshalb fühlen sich Babys meistens sehr wohl auf See. Dann richten wir uns auf und beginnen zu laufen. Nach und nach werden wir zu Landtieren, Landratten, wie man spaßeshalber sagt, und das Meer zu einer ungewohnten und mitunter sogar feindlichen Umgebung. Jedenfalls für viele von uns.

Kein Waldspaziergang

Das Klingeln des Telefons riss mich aus meinen Träumen zwischen Wachen und Schlafen. Am Display erkannte ich die Nummer der Senior Nurse Tom.

»Reinhard, bitte komm sofort. Katastrophe!«

Schon von Weitem sah ich es. Eine lange Schlange von Menschen wartete vor dem Hospital, sie standen bis ins Treppenhaus. Alle hatten sie eine fahl-grünliche Gesichtsfarbe, die meisten hielten Tüten in der Hand, ein paar saßen mit zwischen den Knien hängenden Köpfen auf dem Boden und stöhnten apathisch, und einer verfluchte das Wetter und die gesamte christliche Seefahrt.

Im Hospital erfuhr ich, dass es meinen neuen Arztkollegen ebenfalls erwischt hatte. Das bedeutete, dass wir nur zu dritt waren: zwei Nurses, ein Doc. Ich muss fit bleiben, schoss es mir durch den Kopf, zumal die Seekrankheit ganz unerwartet und heimtückisch zuschlagen kann. Sie erwischt Neulinge und alte Seebären. Ich weiß aus eigener Erfahrung, was Seekrankheit bedeutet. Während meiner Atlantiküberquerung quälte sie auch mich drei Tage lang. Man will nur eines: runter vom Schiff! Aber genau das ist nicht möglich, und dieses Ausgeliefertsein verschlimmert alles noch.

Auf meinen bisherigen Schiffsreisen hatte ich schon öfter wildes Wetter erlebt, doch meistens wurde es nicht so heftig wie angekündigt, und die paar Seekranken konnten wir stets leicht im Hospital versorgen. Ein Kindergeburtstag gegen das aktuelle Szenario, auf welches ich nicht vorbereitet war. Alles, was ich wusste, war, dass ich einen Plan brauchte. Ich hatte aber keinen. Jedoch den sehr erfahrenen Tom an meiner Seite, und Nurse Helena war auch keine Anfängerin. Also beschloss ich, die Kompetenz meines Teams zu nutzen, und machte es so wie im Operationsaal oder Schockraum in einer Krisensituation: Ich besprach mich mit meinen Leuten, hörte mir an, was sie vorschlugen.

Rasch hatten wir einen Plan ausgeheckt, der vorsah, dass ich die wartenden Patienten grob vorsortieren würde: Wer kam noch einigermaßen zurecht und konnte sich auf den Beinen halten, wem ging es schon schlechter, wer würde eine Spritze in den Pomuskel benötigen, und wer brauchte eine Infusion, um den Flüssigkeitsmangel durch anhaltendes Erbrechen auszugleichen?

Den leichteren Fällen gab Tom Zäpfchen gegen Übelkeit und schickte sie zurück auf die Kabine mit der Order, sich hinzulegen. Tabletten bringen in so einer Situation nicht viel, da man sie sofort wieder von sich gibt. Für diejenigen, deren Spucktüte schon gefüllt war, die aber noch sitzen konnten, zog Helena Spritzen mit Antibrechmittel auf und applizierte sie gleich in den großen Gesäßmuskel am Hinterteil. Dann ebenfalls ab auf die Kabine! Schließlich gab es noch diejenigen, die sich seit Stunden übergaben und mit blümerantem Kreislauf in den Seilen hingen. Die kamen in ein Bett und erhielten intravenös elektrolytreiche Infusionen, ebenfalls mit Antibrechmittel.

Eine halbe Stunde später waren unsere fünf Betten mit Patienten belegt. Alle waren eingeschlafen, denn die Medikamente machen müde. Nach einer Stunde wurde es im Bordhospital ruhiger, und auch der Sturm draußen schien nachzulassen. Also wäre der *Spuck* bald verschwunden.

Das gefällt mir so an der Seekrankheit, dass ich ein klares Heilsversprechen abgeben kann: »Wenn die Wellen sich beruhigen, geht es Ihnen besser.« Etwas anderes gibt es nicht. Gegen Seekrankheit ist kein Kraut gewachsen – außer eben Waldspaziergänge.

Das Meer im Blut

Wald hatten wir nicht an Bord, wenngleich die neueste Generation von Kreuzfahrtschiffen, wie zum Beispiel die *Icon of the Seas*, das aktuell größte Kreuzfahrtschiff der Welt – es wurde 2024 in Dienst gestellt –, in ihrem Innenhof über einen Central Park verfügt, der mit über 30 000 Pflanzen und echten Bäumen begrünt wurde. Ob es deshalb an Bord weniger Seekranke gibt, darüber ist noch nichts bekannt geworden, aber ich bin mir sicher, dass auch so ein Gigant von den Winden kräftig durchgeschüttelt werden kann. Gegen diese neue Generation von Megalinern war die gute alte *Mein Schiff Herz* ein Bonsai. Aber immerhin, frische Luft gibt es auf den offenen Decks jede Menge.

Wir alle brauchten eine Verschnaufpause, und Tom und Helena gingen für zehn Minuten nach oben. Als ich an der Reihe war, betrat ich eine andere Welt. Im ersten Morgenlicht standen viele Gäste an den Panoramafenstern und genossen das gewaltige Naturschauspiel in zwanzig Metern Höhe über dem Meer. Sie tranken Kaffee oder ein Glas Sekt, sie unterhielten sich, sie lachten – von Übelkeit keine Spur. Auch auf See gilt: Des einen Freud ist des anderen Leid. Der Mensch ist keine Maschine, sondern ein überaus komplexer, individueller Organismus. Jeder Mensch hat andere Vorlieben, einen anderen Stoffwechsel, nicht jeder wird zum Liebhaber des Meeres und kann seinen mitunter stürmischen Charakter gut verdauen. Ich konnte meine Augen nicht von der dunkelgrün tosenden See lassen. Am meisten faszinierten mich die zahlreichen kleinen bunten Fischerboote, die bei Sonnenaufgang mit den wilden Wellen tanzten. Auf ihnen leichtfüßige, zierliche Gestalten. Fischer, die ihrem alltäglichen Geschäft nachgingen, barfüßig und mit bloßen Händen. Was für großartige Seeleute! Sie kamen ohne Stabilisatoren und Hightechnavigation zurecht, sie beherrschten die Kunst, in die Wolken zu schauen und aus dem Wippen der Wellen den Wind zu lesen. Die Luft zu schmecken und die Richtung der Fischschwärme zu deuten. Sie hatten das Meer im Blut. Das ist keine Seefahrerromantik, sondern Intuition und organische Intelligenz. Merkmale, die meiner Meinung nach einen guten Kapitän und auch Arzt auszeichnen.

Für mich wurde es Zeit, ins Hospital zurückzukehren, und als ich dort ankam, wurde ich an der Tür fast von einer blonden Frau, ich schätzte sie auf Mitte dreißig, über den Haufen gerannt. Eine Nachzüglerin der Wellen von Kap Cà Mau.

»Ich muss hier raus!«, stöhnte sie. »Raus!« Wie zur Bekräftigung wedelte sie mit ihrem halb vollen Spuckbeutel vor meiner Nase.

Ich trat einen Schritt zurück und musterte die Patientin, um herauszufinden, wie dringend sie Hilfe benötigte. Irgendwoher kannte ich sie. Da klammerte sie sich an meinen Unterarm: »Ich verlange, dass wir sofort den nächsten Hafen anlaufen!«

Entrüstet fuhr sie fort: »Für so was habe ich nicht gezahlt! Ich habe eine Suite gebucht, um mich zu erholen, nicht um mich stundenlang zu übergeben! Ich will sofort mit dem Kapitän sprechen! Luise Bergmann ist mein Name. Bringen Sie mich zum Kapitän. Unverzüglich!«

Sanft löste ich mich aus ihrer Umklammerung. Ihre Hände wirkten welk, sie wankte leicht. Anscheinend war sie bereits dehydriert, leicht verwirrt. Ich jedoch nicht, und so wusste ich, dass der Kapitän im Augenblick andere Sorgen hatte als Frau Bergmanns Befindlichkeiten. Aber Diskussionen helfen in diesem Fall überhaupt nichts. Ich musste der Patientin ein gutes Angebot machen, durch das sie sich ernst genommen fühlte. Ihr Vertrauen gewinnen, damit sie sich beruhigen ließ.

»Der Kapitän ist bei diesem Seegang im Moment auf der Brücke beschäftigt, aber bald schon laufen wir in die schützende Bucht vor Ho-Chi-Minh-Stadt ein«, sagte ich zugewandt. »Und bis wir diese erreichen, was ganz, ganz bald der Fall sein wird«, hier improvisierte ich, weil ich es nicht präzise wusste, »habe ich ein Medikament für Sie, damit es Ihnen wieder besser geht.« Skeptisch musterte sie mich.

Da kam auch schon Tom, der den Auftritt am Rande mitbekommen hatte, mit dem Blutdruckmessgerät. Allein das Anlegen der Manschette beruhigt manche Menschen. Geradezu andächtig halten sie dann inne, um die Messung nicht zu stören. Sie fühlen sich ernst genommen. So war es auch bei Frau Bergmann. Sie starrte auf die Manschette, dann übergab sie sich neben die Tüte.

Da wir keine Betten mehr frei hatten, legten Tom und Helena die Patientin auf den OP-Tisch.

»Werde ich jetzt auch noch aufgeschnitten?«, kreischte sie hysterisch. In einem letzten verzweifelten Aufbäumen gegen die Elemente spuckte sie noch einmal Gift und Galle und ließ dann erschöpft den Kopf zurückfallen. Sie war am Ende ihrer Kräfte. Als sie nach einer guten Stunde Schlaf wieder aufwachte, wirkte sie deutlich freundlicher.

»Geht es Ihnen besser?«, erkundigte ich mich.

»Oh ja. Danke.« Sie schenkte mir tatsächlich ein Lächeln, und in dem Moment erkannte ich sie wieder. Sie war die Dame, der ich im Flug nach Bangkok mein Upgrade in die erste Klasse zu verdanken hatte, weil sie leicht angeschickert eine Kreislaufschwäche hatte.

»Schaffen Sie es allein auf Ihre Kabine, oder sollen wir Sie begleiten?«, erkundigte ich mich.

»Nein, nein, das geht schon. Und wissen Sie, in der Suite ist ja auch mein Mann. Der hat nämlich nichts, rein gar nichts. Typisch Mann. Jetzt muss ich mal nach ihm schauen. Ohne mich ist er komplett hilflos.«

»Gute Idee«, bestärkte ich sie, »schauen Sie mal nach ihm, sicher vermisst er Sie schon.« Sie war fast schon losgegangen, als sie sich nochmals umdrehte.

»Ich gehe davon aus, dass mir hier so eine Situation nicht noch einmal zugemutet wird?« Schon war sie wieder ganz die Alte, und daran erkannte ich, dass sie tatsächlich auf dem Weg der Besserung war.

»Davon gehe ich auch aus«, antwortete ich diplomatisch. »Unsere nächste Station ist Koh Samui im Golf von Thailand.

Eine Trauminsel, da wird es Ihnen bestimmt gefallen. Ich freue mich schon sehr darauf, ich war mal als Student dort …«

»Werden wir auf der Rückfahrt hier nochmals vorbeikommen?«, unterbrach sie mich.

Ich nickte.

»Dann werde ich in Ho-Chi-Minh aussteigen und mir von Ihrer Reiseleitung einen Flug nach Koh Samui buchen lassen, wo ich zurück aufs Schiff komme. Es ist absolut ausgeschlossen für mich, dass ich solch eine Tortur« – sie suchte nach einem Wort, das ihre Geringschätzung am besten ausdrückte, »… Nussschale … nochmals durchlebe.«

Mau Mau

Einen Flug zu buchen, ist vermutlich die teuerste Therapie gegen Seekrankheit, die es gibt, aber auch nicht sicher. Mau im Magen kann einem nicht nur am Kap Cà Mau werden. Auch in Flugzeugen liegen Spuckbeutel aus. Die Ursache ist immer die gleiche: Werden wir passiv bewegt, also anders, als wir es wollen oder antizipieren, zum Beispiel im Auto oder der Bahn, kann die Bewegungserkrankung – Ärzte nennen sie auch *Kinetose* oder *Motion Sickness* – auftreten. Solange wir festen Boden unter den Füßen haben oder zumindest selbst steuern können, sorgen die Augen, das Gleichgewichtssystem im Innenohr und die Sensoren in unseren Gelenken dafür, dass wir uns wohlfühlen und selbstbestimmt im Raum bewegen. Wenn wir aber unkontrolliert bewegt werden, kommt das feine Zusammenspiel der drei Sensorsysteme durcheinander, die Informationsverarbeitung im Gehirn erhält konflikthafte Daten, die nicht zusammenpassen, und schon beginnt die Welt um uns herum sich zu drehen. Leider können wir meistens nichts dagegen tun, man kann ja schlecht aus dem fahrenden Zug springen oder von Bord, aber genau das möchte man nach ein paar Stunden in dem verzweifelten Wunsch, es möge endlich aufhören. Manche Menschen beginnen in ihrer Abwehr und auch Angst zu schnell zu atmen, was auch als Hyperventilation bezeichnet wird. Das alles ist Stress pur, und das ausgeschüttete Adrenalin sorgt dafür, dass wir erst ganz blass werden, später auch kaltschweißig. Im Übermaß produziert der Körper Histamin, das auch eine Schlüsselfunktion bei Allergien spielt und ebenfalls Erbrechen triggert.

Was kann man also dagegen tun, wenn man gewissermaßen allergisch gegen Seegang ist? Leider sind die Therapiemöglichkeiten bei Seekrankheit mehr als dürftig. Trotz unzähliger Studien hat man noch keinen Durchbruch erreicht. Man weiß nie, wen es trifft und wann. Auch erfahrene Salzbuckel und Um-die-Welt-Segler kann es erwischen, und ich habe schon erlebt, dass gestandene Mannsbilder sprichwörtlich über der Reling hingen, während zierliche ältere Damen munter an einem Cocktail nippten und Mau Mau spielten.

Deshalb gilt: Vorbeugen ist die beste Medizin.

Ahoi-Tipps für ganz große Wellen

Trinken Sie keinen Alkohol und halten eine Diät ein, die arm an Histamin ist: insbesondere kein Rotwein, keine Salami, kein Sauerkraut, keine Tomaten, kein Hartkäse, keine Nüsse, keine Erdbeeren und – ja, das ist schade: keine Schokolade!

Solange es Ihnen noch gut geht, bleiben Sie an der frischen Luft, halten den Kopf oben und blicken zum Horizont. Gehen Sie früh ins Bett und sorgen für ausreichend Schlaf. Allerspätestens aber, wenn Sie anfangen zu gähnen.

Nicht erst durch die Flure wanken, wenn es Ihnen dreckig geht. Sonst hat das Housekeeping die unappetitliche Aufgabe, Ihr Erbrochenes zu entfernen. Bei Ihnen könnten der Anblick und Geruch wiederum eine Kinetose triggern. Halten Sie selbst sich auch fern von Speisen und Gerüchen, die Sie nicht mögen. Das Schnüffeln von Pfefferminze oder anderen Wohlgerüchen kann die Brechschwelle erhöhen und ist deshalb einen Versuch wert.

Hochdosiertes Vitamin C senkt den Histaminspiegel, und weil auch der Prozess des Kauens aufkommender Übelkeit vorbeugt, bieten sich Kaugummis an, welche die Blutbahnen über die Mundschleimhaut sehr schnell mit Vitamin C fluten können. Gute Erfahrungen wurden auch mit ingwerhaltigen Kaugummis gemacht oder solchen, die beide Substanzen enthalten.

Dem Akupressurband am Handgelenk (zum Beispiel Sea-Band) oder der Akupunkturnadel im Ohr wird eine gute prophylaktische Wirkung nachgesagt. Sie können Ihre Handgelenke auch selbst massieren. Der sogenannte Nei-guan-Akkupressurpunkt liegt etwa zwei Zentimeter oberhalb des Handgelenkes an der Seite des Unterarmes, wo auch der kleine Finger ist. Freunden der Homöopathie empfehle ich VertigoHeel-Tabletten gegen Schwindelzustände, die es sogar kostenlos an der Rezeption der Mein Schiff-Flotte gibt.

Manche schwören auch auf Pflaster hinter dem Ohr, die den Wirkstoff Scopolamin aus der Gruppe der Anticholinergika über drei Tage hinweg freisetzen. Es wird prophylaktisch aufgeklebt und hat den Vorteil, dass Sie einen permanenten Wirkspiegel in sich haben. Der Nachteil ist, dass Sie auch permanent müde sein können.

Die Nebenwirkung Müdigkeit haben auch Zäpfchen oder Tabletten des Antihistaminikums Dimenhydrinat, das zum Beispiel in Vomex-Reistabletten oder zum Beispiel Superpep-Kaugummi enthalten ist. Spätestens wenn Ihnen übel wird, empfehle ich diese Substanzen klassischer Pharmakotherapie, die je nach Dosierung rezeptfrei sind. Eine gleichwertige Alternative ist das Antihistaminikum Cinnarizin. Rezeptpflichtige Kombinationspräparate aus Dimenhydrinat und Cinnarizin sollen besonders effektiv sein, zum Beispiel Arlevert.

Wenn das alles nicht geholfen hat und Sie trotzdem seekrank werden, dann bleibt nur noch der Weg ins Hospital. Auf den unteren Decks bewegt sich das Schiff auch weniger als ganz oben. Am schnellsten und effektivsten ist schließlich die Popospritze oder eine Infusion mit Dimenhydrinat. Mit keinem der genannten Mittel lässt sich eine Seekrankheit allerdings wirklich zuverlässig vermeiden. Einen kleinen Trost habe ich vielleicht für Sie: »Vor der Kotztüte sind alle Passagiere gleich«, wie es die Zeitung *Die Welt* einmal formulierte. Ob Sie nun in einer Balkonkabine wohnen oder einfaches Crewmitglied sind, es besteht für jeden die Möglichkeit, dass Sie mit einem dieser Beutel des Grauens Bekanntschaft machen. Die *Motion Sickness* kann überall auf der Welt auftreten, in allen Arten von Transportvehikeln. Ebenso vielfältig wie die Auslöser sind die Formen, Farben und Beschriftungen der Kotztüten. Lustig finde ich zum Beispiel, wenn darauf steht: »Vielen Dank für Ihre Kritik.« Im Internet kann man ein virtuelles Kotztütenmuseum besuchen, und, falls jemand tiefer in die Materie eintauchen möchte, das Buch zum Beutel wurde auch schon geschrieben mit dem Titel *Izmirübel*.

Wie gesagt, nach ein paar Tagen gewöhnt sich der Körper daran, und die Seekrankheit verschwindet meistens. Falls jemand nun mit dem Gedanken spielt, jene Seeleute zu beneiden, denen Sturm und Wogen nichts ausmachen, sollte man wissen, dass die Natur für ausgleichende Gerechtigkeit sorgt. Nach längerer Zeit auf See dreht sich um diese Seeleute nämlich das Land, und sie haben Mühe, sich auf den Beinen zu halten. Der breitbeinige Seemannsgang ist also nicht Ausdruck maskuliner, zur Schau gestellter spinatgemästeter Muskulatur, wie er in den Comics *Popeye der Seemann* liebevoll auf die Schippe genommen wird, sondern eher das Gegenteil: Die armen Seefahrer sind landkrank.

Alltag im Bordhospital

Nach einem Landgang wäre mir nach den vielen Patienten auch zumute gewesen, doch in Ho-Chi-Minh-Stadt klappte es nicht, da das monatliche Treffen zur Sicherheits- und Unfallstatistik stattfand. Jeder Fall, der im Hospital behandelt wird, sei es ein Kratzer, ein gebrochener Arm oder eine gravierende Verletzung, wird dokumentiert und untersucht im Hinblick auf die Frage: Kann man so etwas in Zukunft vermeiden? Was kann man besser machen? Wer ist weshalb, wann und wo verunfallt? War die Gangway zu steil? Stehen die Sonnenliegen auf Deck 12 zu eng nebeneinander? Ist ein Handlauf an der Schwimmbadleiter zu scharfkantig? Wurde der Boden im Restaurant zu feucht gewischt? Jede eventuelle Gefahrenstelle soll beseitigt werden, damit die Gäste eine sichere Reise erleben. Hinter diesem hohen Anspruch für eine Rundum-sorglos-Reise stecken enorm viel Kommunikation, Schreibtischarbeit und viele Meetings.

Von außen betrachtet, mag ein Schiffsarzt viel Freizeit haben bei Sprechstunden von 08:00 bis 11:00 und 17:00 bis 20:00 Uhr jeden zweiten Tag. Doch das ist nur die sichtbare Tätigkeit. Der Schriftverkehr ist umfangreich, Besprechungen sind zahlreich, und selbstverständlich stehe ich dem Team jeden Tag mit Rat und Tat zur Seite. Zu meinen Aufgaben als Senior Doc gehört es auch, dass das Hospital einwandfrei funktioniert. Dass es, wie man sagt, operabel ist. Meine rechte Hand in organisatorischen Belangen ist die Senior Nurse.

Sie hat die Bestückung der Apotheke im Blick, die Personalplanung, die Dienstpläne und die gesetzlich vorgeschriebenen Überprüfungen aller Geräte. Regelmäßig bilden wir auch unsere Laienhelfer weiter, die *Stretcher*, und trainieren den Transport von Patienten und einfache medizinische Tätigkeiten. Das alles würde nicht funktionieren, wenn die Ärzte und Pflegekräfte der gesamten Flotte mit mittlerweile acht Schiffen nicht 365 Tage im Jahr von einem vielköpfigen Team an Land, der Abteilung *Healthcare*, unterstützt würden.

Einmal pro Reise öffnen wir in der Regel auch das Hospital für Menschen in medizinischen Berufen und bieten einen Rundgang an. Am Ende können sie sich in eine Expertenliste eintragen – freiwillig, denn sie befinden sich ja im Urlaub. Doch im äußersten Notfall würden wir diese Kollegen und Kolleginnen um Unterstützung bitten. Das kommt allerdings höchst selten vor, und natürlich sollten unsere Gäste im Urlaub nicht arbeiten, aber Ärzte, Krankenpfleger und Notfallsanitäter helfen meistens gerne. Es ist nicht nur ihr Beruf, sondern für viele ist es auch eine

Berufung. Zumindest war es das einmal, und für diejenigen, die von den Zuständen an Land die Nase voll haben – leider werden es immer mehr, die sich dem Kosten- und Zeitdruck an großen Kliniken nicht mehr aussetzen wollen –, bietet die Tätigkeit auf einem Schiff eine interessante Alternative. Die »Fachbesucher« sind oft sehr erstaunt, wie gut unsere Ausstattung ist und was wir alles behandeln können. Ein Dermatologe meinte einmal, nicht ohne leise Selbstironie: »Und ich dachte, Sie laufen den ganzen Tag mit einer Flasche Sonnenmilch über das Deck und cremen den Damen den Rücken ein.« Da musste ich herzhaft lachen. Ein Radiologe wollte wissen, ob wir einen Computertomografen (CT) an Bord hätten. Das ist nicht der Fall, doch wie bereits einmal erwähnt, werden alle Röntgenbilder von einer Universitätsklinik in Deutschland zweitbefundet. Wenn ein CT notwendig sein sollte oder eine anderweitige fachärztliche Diagnostik und Therapie, kann es sein, dass wir einen Gast oder ein Crewmitglied im nächsten Hafen an Land zu einem Augenarzt, Gynäkologen, Kinderarzt oder zum CT schicken. Und natürlich zum Zahnarzt. Wir können an Bord Schmerzen behandeln, nehmen aber keine Füllungen oder Extraktionen vor. Mit kleinen Ausnahmen: Einmal habe ich auf einer Transatlantikpassage eine zerbrochene Brücke geklebt – der arme Gast hätte sonst nur noch Brei essen können. Zu unser beider Freude hielt das Provisorium bis zum Ende der Reise.

Ob wir uns auch manchmal irren, werde ich gelegentlich gefragt. Die Antwort ist natürlich – ja! Irren ist menschlich. Einmal wurde ein Crewmitglied mit Verdacht auf perforierte Appendizitis in der Barentssee ausgeflogen. Die Blinddarmentzündung gilt als das Chamäleon des Bauches, und dieses Mal waren wir auf dem falschen Dampfer. Es stellte sich heraus, dass der Patient Nierenkoliken hatte. Das ist auch extrem schmerzhaft, muss aber nicht als lebensbedrohlicher Notfall operiert werden. Im Zweifel gilt: Vorsicht ist besser als Nachsicht. Ob wir auch an Bord operieren könnten, interessiert die Kollegen vom Land auch. Ja, das können wir, das nötige Instrumentarium ist an Bord. So ein risikoreicher Eingriff ist jedoch einer absolut lebensbedrohlichen Situation mitten auf dem Ozean oder in weit entfernten polaren Regionen vorbehalten, und einem Team, das vertraut mit einem solchen Eingriff ist.

Auf meinem Schreibtisch als Flottenarzt landen manchmal auch Beschwerden bezüglich der medizinischen Behandlung an Bord. Sollten diese berechtigt sein, tun wir unser Bestes, den entstandenen Schaden wiedergutzumachen. Häufig handelt es sich um Kleinigkeiten. Zum Beispiel beschwerte sich jemand darüber, dass ein zweites Kontroll-EKG am nächsten Tag überflüssig gewesen sei und nur unnötige Kosten verursacht habe. Natürlich hatte das Kontroll-EKG einen guten Grund. Unsere Ärzte sind nicht an den Behandlungskosten beteiligt und völlig frei in ihren Entscheidungen, die einzig und allein dem Wohl und der Sicherheit der Gäste dienen sollen.

Nach so vielen Jahren auf See habe ich viel gesehen und erlebt. Nichts Menschliches ist mir fremd geblieben. Mitunter ist es auch eine große Herausforderung, im Hospital ein funktionierendes Team zu schmieden, in dem jede und jeder auf seine Art akzeptiert wird und das sich aufeinander verlassen kann.

Eine Besonderheit auf See ist auch, dass wir nicht nur zusammenarbeiten, sondern uns auch in der Freizeit sehen und sie oft auch gemeinsam verbringen. Da bleiben Spannungen nicht aus, schließlich kann man sich auf einem Schiff nicht so gut aus dem Weg gehen wie an Land, wo jeder in einem anderen Viertel oder einer anderen Stadt wohnt. Daran, wie wir die raue See mit den vielen Seekranken im Hospital abgewettert hatten, erkannte ich, dass unser bunter Haufen von Ärzten und Nurses zu einem richtig gut funktionierenden, sich selbst organisierenden Team zusammengewachsen war. Der Nobelpreisträger, Physiker und Chemiker Ilya Prigogine schrieb einmal: »Wenn ein System weit vom Gleichgewicht entfernt ist, haben kleine Inseln der Kohärenz in einem Meer von Chaos die Fähigkeit, das System zu einer höheren Ordnung zu führen.« Unser Schiff war aus dem Gleichgewicht und das Hospitalteam eine kleine Insel des Zusammenhalts, von Kohärenz.

Und dann kamen wir auch wieder in ruhigere Gewässer, und ich konnte von Bord. In Ho-Chi-Minh-Stadt hatte es diesmal nicht geklappt, aber da wir die meisten Destinationen mehrfach anfahren, würde sich die Gelegenheit zu einem späteren Zeitpunkt ergeben. Und bis dahin erwarteten mich zahlreiche andere … Paradiese.

Harte Nüsse und magische Pilze

»Eine Insel mit zwei Bergen und dem tiefen weiten Meer« war das Titellied des Puppenspiels *Jim Knopf und Lukas der Lokomotivführer*, deren Abenteuern ich in meiner Kindheit am Sonntagnachmittag vor dem Fernseher in Schwarz-Weiß gebannt folgte. Unzählige Male habe ich mich von Fernweh befallen dorthin geträumt, und als ich mich 1985 das erste Mal auf einem kleinen Fährboot Koh Samui näherte, tauchte nicht nur die Insel am Horizont auf, sondern auch mein alter Kindheitstraum. Ein exotisches Lummerland. Grüner Bergregenwald, weiße Sandstrände und blaues Meer.

Und nun ankerte die *Mein Schiff Herz* etwa eine Seemeile vor der Küste. Mit bunten Thai-Tenderbooten setzten Gäste und Crew über. Mein Herz klopfte, und ich war sehr gespannt auf unser Wiedersehen. Wo früher schiefe Bambushütten auf Stelzen balancierten, standen heute Bungalowresorts in Massivbauweise. Doch die Paradiesstrände waren geblieben, dicht bewachsen mit Kokosnusspalmen. Bevor ich meine Matte unter einen der hochgewachsenen Schattenspender legte, blickte ich sorgfältig nach oben. Herabfallende Kokosnüsse können einem Menschen eine tödliche Kopfnuss verpassen. Es sind nicht die grünen, die bleiben, wie auch die unreifen grünen Äpfel in Deutschland, meistens hängen. Gefährlich sind die reifen braunen. Wer schon einmal versucht hat, eine braune Kokosnuss zu öffnen, egal ob gekauft oder geklaut, weiß, dass diese Dinger verdammt hart sind. Am besten, man hat eine Bohrmaschine in Griffnähe oder Nagel und Hammer. Wenn so eine Bounty-Granate mit zwei bis vier Kilo Gewicht aus dreißig Metern Höhe von der Palme fällt – das ist so hoch wie ein zehnstöckiges Gebäude – und in einen menschlichen Schädel einschlägt, dann hat nicht nur das letzte Stündlein des Betroffenen geschlagen, sondern man braucht auch einen Tatortreiniger.

Wissenschaftlich untersucht und 1984 in der renommierten Fachzeitschrift *The Journal of Trauma* publiziert, hat das der Unfallverhütungsforscher Peter Barss. Er nimmt an, dass weltweit jährlich 150 Menschen von Kokosnüssen erschlagen werden. Verlässliche Statistiken sind nicht zu finden, aber 2002 erhielt er dafür den Nobelpreis, den *Ig-Nobelpreis*, um präzise zu sein. *Ig* ist die Abkürzung für *ignoble* (engl. unwürdig) und besagter Preis eine Auszeichnung, um wissenschaftliche Leistungen zu ehren, »die Menschen zuerst zum Lachen, dann zum Nachdenken bringen«. Mit meiner Kokosfasermatte in der Hand stand ich nun in Badelatschen am Strand und grübelte über den geeigneten Sicherheitsabstand, um so einer Killerkokosnuss zu entgehen. Auch keinen Streifschuss wollte ich abbekommen!

Koh Samui ist *die* Kokosnussinsel schlechthin, zwei Millionen der wertvollen Früchte werden hier im Monat geerntet und weiterverarbeitet. Auch ich liebe den Geschmack und Geruch von Kokosnuss über alles. Seit Jahrzehnten verwende ich ausschließlich Duschgels und Hautcremes aus Kokosnuss. Dass mein Kopf eine ähnliche Form hat, ist Zufall. Nachdem ich schließlich ein geeignetes Plätzchen gefunden hatte, kaufte ich für einen Dollar eine frisch geköpfte grüne Kokosnuss und genoss das himmlische Getränk. Das Leben kann so schön sein, dachte ich mir, und wieder einmal war ich glücklich, den OP gegen ein Leben auf dem Meer getauscht zu haben.

Als die Sonne sich langsam senkte, machte ich mich auf zum letzten Tenderboot und erfuhr, dass wir dreißig Minuten später ablegen würden, weil wir noch auf ein Taxi warteten. So holte ich mir in einer einfachen Hütte noch ein leckeres Thai-Curry, das mit Kokosnussmilch gekocht wird, und verzehrte es am Fähranleger. Ein Hochgenuss!

Eine halbe Stunde später hielt ein Minibus, und vier Crewmitglieder stiegen aus, zwei von ihnen in üblem Zustand. Ihre Kleider waren zerrissen und großflächige Verbände sichtbar, an den freien Stellen war die Haut grün und blau. Ich kannte alle vom Sehen: einen Tänzer, Sängerin Lisa und zwei Techniker aus dem Entertainment-Department. Was war geschehen?

Die Insel Koh Samui ist auf einer löchrigen Hauptstraße mit einem gemieteten Moped in einer Stunde zu umrunden. Das ist natürlich auch für unsere Crew verlockend, so kann man an einem Tag alle Strände, den Big Buddha Tempel und sogar noch den Dschungel mit seinen Wasserfällen besuchen. Doch nicht alle machen Urlaub auf der Insel, gerade die Einheimischen haben es eilig, überall wird gebaut, und die über drei Millionen jährlichen Besucher wollen versorgt und transportiert werden. Um im Zeitplan zu bleiben, rasen die Fahrer der Zementlaster und überfüllten Busse, als wären die von einer unbestimmten Todessehnsucht getrieben und hätten auch kein Problem damit, andere gleich mit ins Jenseits zu befördern. Koh Samui hat die höchste Rate an Verkehrstoten in ganz Thailand, dreißig bis sechzig Menschen im Monat.

Das Entertainment ist sonst ein lustiger Haufen, von denen immer einer singt oder tanzt. Heute nicht. Lisa konnte nur unter Schmerzen gehen und musste von den anderen gestützt werden. Anscheinend waren sie bereits ärztlich versorgt, dennoch erkundigte ich mich, was passiert war und ob ich noch etwas für sie tun könnte.

Sie hatten zwei Roller gemietet und fuhren links, wie in Thailand üblich. Plötzlich kam ihnen bei einem Überholmanöver ein

Laster, voll beladen mit Kokosnüssen, entgegen, und Lisa, die den ersten Roller steuerte, hatte keine andere Möglichkeit, als mit Tempo fünfzig seitlich in den Schotter der unbefestigten Straße auszuweichen, wo sie und ihr Beifahrer, der Tänzer, stürzten. »Aber Glück im Unglück, viel Blut, Steinchen in den Wunden, doch keine lebensbedrohlichen Verletzungen«, resümierte der Tänzer. Ein Taxifahrer erklärte sich gegen den Aufpreis für die anschließende Reinigung des Fahrzeugs bereit, sie in die nächstgelegene Klinik zu bringen. Dort wurden die tieferen Risswunden an Händen und Oberschenkel genäht – aber erst nachdem sie ihre Kreditkarten auf den Tresen gelegt hatten. Das ist keine willkürliche Abzocke von Touristen, sondern in vielen Ländern dieser Welt völlig normal: medizinische Versorgung nur gegen Vorkasse.

Als wir mit dem Tenderboot an der *Mein Schiff Herz* festmachten, konnte Lisa, die zuvor noch humpelte, nicht mehr aufstehen. Bei jedem Versuch hatte sie extrem starke Schmerzen an ihrem Kreuzbein und im Beckenbereich. Aufgrund der Kinetik eines Zweiradunfalls mit Tempo fünfzig bestand der Verdacht auf eine Beckenringfraktur oder eine Verletzung der Wirbelsäule oder gar des Rückenmarks. Doch kein Glück im Unglück? Nicht selten machen sich die Symptome eines komplexen Traumas erst mit der Zeit bemerkbar. Auf einer Vakuummatratze evakuierten wir Lisa wie ein rohes Ei ins Bordhospital. Dieses Rettungsmittel können Sie sich vorstellen wie eine Luftmatratze, die mit Styroporkügelchen gefüllt ist. Sie wird individuell an den Patienten anmodelliert, und wenn die darin enthaltene Luft abgesaugt wird, entsteht eine Art hartes Gipsbett. Im Hospital wurde sie von uns geröntgt. Eine grobe Fraktur im Bereich des Beckens war nicht zu sehen, aber es war klar, dass die Patientin in unserem nächsten Hafen Singapur zwingend eine CT brauchen würde, um auch subtilere Verletzungen der Wirbelsäule und des Rückenmarks auszuschließen. Bis dahin hatte sie strenge Bettruhe, wurde von uns überwacht und erhielt Schmerzmittel. Ausschiffen machte keinen Sinn, denn sie kam ja aus der Klinik, die ihr Bestes getan hatte.

Eigentlich hatte ich ja frei, aber da ich nun schon einmal da war, nahm ich teil am Aspirin-Express, der an diesem Abend wieder einmal auf Hochtouren lief.

Noch mal zwanzig

Der Mann wäre längst an der Reihe gewesen. Seit über einer Stunde saß er im Wartezimmer. Jedes Mal, wenn ich den Mittsiebziger zu mir ins Sprechzimmer bat – »Herr Fritsch, bitte!« –, schüttelte er den Kopf – »Ich kann warten« – und ließ einem anderen Patienten den Vortritt. In seiner Akte las ich in der Spalte des Anliegens den Vermerk meiner Mitarbeiterin: »Möchte er dir selbst sagen.«

Nachdem er zehn Patienten den Vortritt gelassen hatte und sich die rappelvolle Sprechstunde des Hospitals dem Ende näherte, saß Herr Fritsch schließlich in meinem Sprechzimmer. »Was kann ich für Sie tun?«, erkundigte ich mich.

»Ja, also.« Er seufzte. »Meine Freundin schickt mich.«

Ich nickte auffordernd. Hoffentlich kam er bald zur Sache, es war schon fast neun Uhr, und mir knurrte der Magen.

»Sie müssen wissen …«, Herr Fritsch machte eine Pause. »Wir lieben uns sehr.«

»Das freut mich.«

»Dabei haben wir uns erst vor einem Jahr kennengelernt. Wir sind nämlich beide verwitwet, und das ist auch unsere erste Kreuzfahrt.«

»Dann hoffe ich, es gefällt Ihnen bei uns an Bord?«, versuchte ich, es dem sympathischen Mann mit dem sorgfältig frisierten Oberlippenbart so einfach wie möglich zu machen.

»Oh ja. Es gefällt uns sehr. Wir haben auch schon schöne Ausflüge unternommen.«

Über dem Tisch nickte ich freundlich, darunter wippte ich ungeduldig mit den Füßen. Karl Valentin sagte einmal: »Erst warte ich ganz langsam und dann immer schneller.« Ich wartete nun schon rasend schnell, ob er nun endlich in die Gänge kommen würde.

»Eigentlich habe ich mit dem Thema abgeschlossen«, begann Herr Fritsch noch einmal bedächtig, und ich spürte, dass er allmählich bereit war, die Kuh vom Eis zu führen. »Und meine Freundin auch. Wir haben unsere jeweiligen Partner sehr geliebt, wissen Sie. Wir haben beide nicht gedacht, dass uns so etwas noch einmal widerfahren kann. Aber dann haben wir uns im Fitnessstudio kennengelernt«, strahlte er. »Bei der Seniorengymnastik. Wir haben uns immer gefreut, wenn wir uns gesehen haben. Aber an mehr haben wir nicht gedacht. Wissen Sie, wir haben ja beide Kinder und Enkel. Was würden die denn denken! Das wäre doch unschicklich, nein, nein, wir wollten das alles nicht. Aber dann ...«, er senkte die Stimme. »Herr Doktor, ich habe mich verliebt und fühle mich noch mal wie zwanzig.«

Jetzt war es raus, und ich glaubte zu wissen, was er wollte: Viagra. Es tat mir leid, dass wir weder dieses Potenzmittel noch irgendein anderes an Bord hatten. Aber ich würde ihm eventuell ein Rezept ausstellen, und das könnten wir über den Hafenagenten in Singapur besorgen.

Herr Fritsch fuhr fort: »Und ihr geht es genauso. Es ist viel mehr als eine Freundschaft. Und das wollen wir auch ausleben. Aber es geht nicht.«

Ich nickte. Jetzt würde er das Wort sagen. Seine Freundin hatte ihn geschickt, damit er sich ein Potenzmittel beschaffte.

Herr Fritsch sagte: »Leider klappt es nicht.«

Das hatte ich erwartet und unterstützte ihn mit einer bedauernden Geste.

»Also bei mir schon«, widerlegte Herr Fritsch meinen Verdacht, »ich habe da seit zwanzig Jahren meine kleinen blauen Pillen. Aber bei ihr nicht. Es tut ihr weh.«

Falsche Fährte, Reinhard, dachte ich bei mir. Gratuliere, noch mal von vorne anfangen. Ich fragte: »Was tut ihr weh?«

Herr Fritsch flüsterte: »Ich komm nicht richtig rein. Meine Freundin meint, wir brauchen Gleitmittel. Deshalb bin ich da. Wir haben es schon mit ihrer Gesichtscreme probiert, aber die ist zu schnell eingezogen, und die Schleimhäute sind doch auch recht empfindlich.«

»Ich glaube nicht, dass wir so etwas in unserer Bordapotheke haben«, dachte ich laut.

»Oh, schade«, er seufzte. »Aber bitte, könnten Sie vielleicht doch mal nachsehen?«

Innerlich war ich schon am Sinnieren, wir hatten so viele Cremes und Tuben in der Bordapotheke, vielleicht war da doch etwas dabei.

»Bitte warten Sie kurz, ich schaue mal nach.«

Ich blieb wohl verhältnismäßig lange in der Apotheke, überlegte hin und her und wollte dem jungen Glück so gerne helfen, da stand plötzlich die Nurse Emily neben mir. »Suchst du was, Reinhard? Wir wollen nämlich endlich essen gehen.«

»Glaubst du, dass man irgendetwas von diesen Sachen hier als Gleitmittel nutzen könnte?«

»Was? Ich bin halb verhungert, und du suchst Gleitmittel?«, antwortete sie ziemlich säuerlich.

»Lass mich doch mit deinen Weibergeschichten in Ruhe«, fügte sie mit einem genervten Lächeln hinzu.

»Nicht witzig!«, antwortete ich.

Und da fiel der Groschen bei meiner Kollegin, und sie grinste breit.

»Ach so! Deshalb hat der Patient so lang gewartet!« Sie zögerte. »... Hm. Doch ... Ja, ja, das könnte klappen! Natürlich! Geben wir ihm doch am besten etwas von unserem Ultraschallgel. Das ist zugelassen auch für Schleimhäute.«

Verblüfft starrte ich sie einen Moment an, dann fiel der Groschen auch bei mir. »Eine Superidee! Ich danke dir.«

»Gern geschehen«, lachte sie, »sehr, sehr gern geschehen!«

Ich schnappte mir eine kleine Plastikflasche, füllte Gel ab und instruierte meinen Patienten, wie es zu verwenden wäre.

Ich weiß nicht, ob es am stimulierenden Schaukeln liegt oder am Salz auf der Haut. Die See wirkt wie ein Aphrodisiakum und kann die Libido gehörig aufschäumen, Lust machen auf Meer. Namensgeberin ist die Göttin Aphrodite, die im Schaum des Meeres geboren wurde und nicht nur die Göttin der Lust, sondern auch als Nothelferin für Seefahrer gilt. Ich war gern ihr irdischer Assistent an diesem Abend. Immer wieder beobachte ich, dass sich Paare auf einer Kreuzfahrt wieder näherkommen und nicht nur die Sonne, das gute Essen und ein Glas Champagner genießen, sondern auch sich selbst. Deshalb hier mein

Ahoi-Tipp für jede Lustwelle

Nehmen Sie ruhig ein bisschen Gleitcreme und Massageöl mit auf Kreuzfahrt. Sex ist nur gut, wenn er saftig ist, und so viel Ultraschallgel habe ich nicht an Bord, dass es für alle reicht. Und wer von den Herren ein potentes Mittel für den kleinen Freund benötigt: Am besten vor der Reise vom Hausarzt oder Urologen verschreiben lassen.

Um fünf Uhr brüllte der Lautsprecher an der Decke meiner Kabine »Starcode, Starcode, Starcode, Deck 10, Cabin 10 033, Starbord Side« in meine Ohren. »Himmel Herrgott Sakrament! Das kann doch nicht wahr sein!«, fluchte ich und sprang in meinen weißen Overall, das Kleidungsstück für jene Fälle, wenn es schnell gehen muss.

Gleichzeitig mit meinen medizinischen Kollegen traf ich auf Deck 10 ein. »Gut, dass Sie da sind«, begrüßte uns ein Mann mittleren Alters auf dem Flur: »Ich bin total erschrocken, als ich meine Frau sah. Ich war aufgewacht, weil ich zur Toilette musste. Sie war bewusstlos, jedenfalls nicht ansprechbar, hatte Schaum vorm Mund und schnaufte ganz komisch.«

In der Kabine fanden wir eine circa vierzigjährige Frau, die friedlich in ihrem Bett lag und regelmäßig atmete. Falscher Alarm? Ich berührte sie sanft am Arm und sprach sie an. Darauf reagierte sie mit einem undeutlichen Murmeln. Ich hob ihre Augenlider, da ich ihre Pupillen beurteilen wollte, sah jedoch nur das Weiße der nach rechts oben verdrehten Augäpfel. Kein falscher Alarm.

Inzwischen war auch der Chief Officer Safety eingetroffen.

»Und?«, wollte er wissen.

»Noch keine Ahnung«, sagte ich. Wie auch? Es gibt Zigtausende von Erkrankungen, die in einen Notfall münden können. Deshalb muss man nicht gleich immer eine Diagnose parat haben oder reflexartig einen Helikopter anfordern, sondern erst einmal das Überleben sichern. Dies folgt einem ganz simplen A-B-C-D-E-Schema.

A = *Airway* = Ist der Atemweg frei?

B = *Breathing* = Atmet der Patient?

C = *Circulation* = Wie ist der Blutkreislauf?

D = *Disability* = Wie ist das Bewusstsein des Patienten?
E = *Expose/Environment* = Gibt es Begleitverletzungen oder liegt eine Vergiftung vor?

A-B-C-D-E ist das kleine Einmaleins der Notfallmedizin, mit dem Ziel, Störungen lebenswichtiger Organfunktionen an Ort und Stelle – und nicht erst im Hospital – zu erkennen und zu behandeln. Nicht mehr, aber auch nicht weniger. Das fällt einem auch im größten Stress noch ein, und deshalb halten sich alle Rettungsteams auf dieser Welt an dieses Schema, das schrittweise hilft, den Patienten richtig einzuschätzen, die Schwere einer eventuellen Verletzung zu beurteilen und die sofort notwendigen medizinischen Maßnahmen einzuleiten.

A, B und C waren unauffällig. D nicht, die Patientin hatte eine Störung des Bewusstseins. E war unklar. In der Kabine gab es keine Auffälligkeiten, aber eine Vergiftung konnte es schon sein. Hinweise darauf, wie zum Beispiel eine leere Medikamentenschachtel, fanden sich nicht, und der Ehemann gab an, dass seine Frau überhaupt keine Medikamente einnehme und eigentlich ganz gesund sei. Was für den Augenblick nicht zutraf.

Ich wies das Team an, der Patientin einen intravenösen Zugang zu legen und bei der Gelegenheit auch gleich den Blutzucker zu messen. Danach würden wir sie mit ins Hospital nehmen. Das Anlegen des Stauschlauches war kein Problem, aber als Nurse Peter sie piekte, wehrte sie sich urplötzlich und sehr kräftig mit Händen und Füßen. Sie spuckte sogar und trat mit voller Kraft mit den Beinen, ohne jedoch die Augen zu öffnen oder irgendetwas zu sagen.

»Immerhin bewegt sie alles«, stellte Peter trocken fest. Er rieb sich die rechte Wange, gegen die er einen saftigen Fußtritt erhalten hatte. Doch es war ihm gelungen, ein Tröpfchen Blut zu ergattern, und er konnte die Messung durchführen. Der Blutzucker lag bei 160 Milligramm pro Liter, unter- oder überzuckert war die Patientin also nicht.

Als Nächstes versuchte ich, ihr einen Zugang zu legen, und obwohl der Chief Officer Safety, ein trainierter Typ mit locker neunzig Kilogramm Körpergewicht, unter Einsatz von Muskelkraft und Körpermasse versuchte, die Patientin ruhigzustellen, konnte er sie nicht so festhalten, dass ich die Vene traf.

»Dann bringen wir sie eben erst mal ohne Zugang ins Hospital«, beschloss ich. Wider Erwarten gelang es uns nicht, die zierliche Frau, ich schätzte ihr Gewicht auf 65 Kilo, auf die Rolltrage zu legen, die das Stretcherteam soeben gebracht hatte. Jeden Versuch, sie anzuheben, wehrte sie mit Bärenkräften ab – und sie schien dabei auch nicht müde zu werden. Sobald wir sie in Ruhe ließen, lag sie wieder da wie ein Lämmchen. Doch ihre animalischen Instinkte waren hellwach, und kaum berührten wir sie, mobilisierte sie tierische Kräfte. Sie wehrte sich, als ginge es um ihr Leben. Mit ihren langen, rot lackierten Fingernägeln verpasste sie mir mehrere Kratzer. Während ich glimpflich davonkam, erwischte sie Peter noch mal gewaltig im Gesicht. Ein langer, leicht blutender Streifen verlief quer über seine Wange.

»Die ist ja drauf wie eine nasse Katze Crystal Meth«, schimpfte er. Da hatte er recht, Drogen waren eine Möglichkeit. Ich fragte den Ehemann nach illegalen Substanzen. Entgeistert schaute er mich an und schüttelte dann heftig den Kopf. »Niemals, ich kenne meine Frau!«

»Es wäre eine Möglichkeit«, beschwichtigte ich ihn.

»Nein, so was würde Renate niemals tun! Niemals!«

»Waren Sie denn heute an Land?«, erkundigte Emily sich sanft.

»Ich nicht. Ich musste leider eine berufliche Sache erledigen. Aber meine Frau hat einen Ausflug gemacht. Mit ihrer Schwester. Wir sind zu viert an Bord. Mein Schwager ist auch auf dem

Schiff geblieben. Er hatte Kopfweh, und wir haben die Mädels allein ziehen lassen.«

Was tun? Allmählich geriet die Situation außer Kontrolle. Ich konnte nicht noch mehr Verletzte riskieren. Das Einzige, was hier übrig blieb, war, der Patientin ein Narkotikum über die Nase zu geben und Verstärkung anzufordern. Der Safety Officer informierte den Chief Security Officer, den Oberscheriff des Sicherheitsdienstes. Um die beiden Positionen Safety und Security gibt es unter den Gästen an Bord manchmal Verwirrung, weil *Safety* und *Security* im Deutschen identische Begriffe sind, Synonyme für Sicherheit. Die Aufgaben der Frauen und Männer von der Security sind das Kontrollieren der Ein- und Ausgänge des Schiffs und das Patrouillieren aller Bereiche des Schiffs bei Tag und Nacht. Sie werden immer dann gerufen, wenn eine Situation aus dem Ruder läuft: sei es ein häuslicher Streit in der Kabine, eine Rangelei in der Bar oder wenn andere Verhaltensauffälligkeiten gemeldet werden. Manchmal finden betrunkene Gäste ihre Kabine nicht mehr und legen sich im Treppenhaus schlafen. Dann bringt der Sicherheitsdienst sie zu ihrer Kabine. Wird ein Verbrechen oder ein Drogendelikt vermutet oder muss jemand aufgrund von Eigen- oder Fremdgefährdung bis zum nächsten Hafen in Gewahrsam genommen und bewacht werden, fällt auch das in den Zuständigkeitsbereich der Security.

Als unsere Verstärkung eingetroffen war, bat ich Emily, das MAD (*Mucosal Atomization Device*) vorzubereiten. Das ist ein Zerstäuber, der auf eine Spritze aufgesetzt wird und mit dem man in Notfallsituationen bestimmte Medikamente in die Nase applizieren kann, die dann über die Nasenschleimhaut sehr schnell aufgenommen werden. Das gleiche Prinzip wie beim Schnupfen von Kokain oder Heroin. Dann erklärte ich den Securityleuten die Situation, und wir beschlossen einen Überraschungsangriff. Einer kroch auf das Bett, näherte sich der Patientin vom Kopf her und nahm ihn dann zwischen die Knie wie in einen Schraubstock, während die anderen gleichzeitig Arme und Beine nach unten drückten. Ich kam von der Seite, setzte mit einer Hand das MAD auf das linke Nasenloch, hielt mit der anderen das rechte zu und drückte die Spritze durch. Dann ließen wir die Patientin los und gingen auf Sicherheitsabstand. Erneut kam es zu einem Veitstanz, der nun sogar zwei Minuten anhielt.

Fragend schauten mich alle an. Wieso wirkte das Mittel nicht? »Sie braucht noch mehr«, sagte Emily. Das sah ich genauso. Wir wiederholten das Manöver, diesmal in das rechte Nasenloch. Dieser »Angriff« bescherte mir einen Schmiss, aber es gelang erneut, das Narkotikum zu platzieren. Nach einer knappen Minute erschlaffte die Patientin, und wir konnten ihr einen intravenösen Zugang legen, Blut abnehmen und sie aus dem Bett auf die Trage heben. Sie erhielt etwas Flüssigkeit und Sauerstoff, und unter Monitorkontrolle brachten wir sie ins Hospital. Als wir ankamen, war sie tief bewusstlos, atmete aber regelmäßig, und auch alle anderen Werte waren weiterhin unauffällig. Während wir auf die Laborergebnisse warteten, spielten wir die Differentialdiagnosen durch: Ein Hirntumor oder nicht konvulsiver Krampfanfall – das ist ein Krampfanfall, der nur im Inneren stattfindet, ohne sichtbares Muskelzucken – waren Möglichkeiten, aber so richtig passte das alles nicht.

Noch einmal befragte ich den Ehemann, ob ihm nichts aufgefallen sei. Er verneinte abermals. »An welchem Landausflug hat Ihre Frau heute Nachmittag denn teilgenommen?«, erkundigte ich mich.

»Keine Ahnung. Sie wollte mit ihrer Schwester Janina Pilzomelett essen gehen. So wie früher, sagten sie, nur wir zwei, total *magic*, sagten sie immer und kicherten. Ich mache mir nichts aus Pilzen, und die beiden wollten ja auch alleine sein.«

Normalerweise behelligen wir andere Gäste nicht, doch in diesem Fall rief ich die Schwester der Patientin an. Zehn Minuten später war Janina im Hospital, ein Abbild ihrer dunkelhaarigen Schwester, jedoch in Blond, bei Bewusstsein und einige Jahre jünger. Unter Tränen gestand sie, dass die beiden sogenannte *Magic Mushrooms* zu sich genommen hatten, psychedelische Pilze in Form eines Omeletts.

»Mein Schwesterherz wollte unbedingt ein zweites, weil sie noch nichts gespürt hat. Ich glaube aber schon, dass sie was gespürt hat, denn sie hat den Koch beschimpft, er könne wohl Pfifferlinge nicht von *Magic Mushrooms* unterscheiden und sei ein Hurensohn von einem Kochlöffelschwinger. So was ist sonst gar nicht ihre Art. Aber sie war auch schon ganz schön angeschickert von den drei *Coconut Kiss*, die wir vorher in einer Bar getrunken hatten. Um uns Mut zu machen. Dann kam das zweite Omelett auf den Tisch, und sonst ist eigentlich nichts passiert. Außer … mal überlegen, genau, sie hat sich dann noch einen Kobrakopf auf ihre rechte Wade tätowieren lassen.«

»Wie bitte?«, fragte der Ehemann. »Sie hat doch immer gesagt, Tattoos sind nicht ihr Stil!«

»Jetzt hat sie eines! Wenn dir mal langweilig ist, kannst du das Bild anschauen, aber pass auf, dass du nicht gebissen wirst«, antwortete Janina und bekam dann einen hysterischen Lachanfall. Offenbar hatte das Omelett eine lange Halbwertszeit und tat auch bei ihr noch seine Wirkung.

Der Ehemann der Patientin schüttelte pausenlos den Kopf und murmelte immer wieder: »Das glaube ich nicht. Das ist unmöglich. Ich kenne doch meine Renate.«

»So war's aber«, beteuerte Janina.

»Dann hat du sie aber angestiftet?«

»Wenn du deine Frau kennst, weißt du, dass sie bei uns sagt, wo es langgeht.«

Bevor sich die beiden in die Haare kriegten, fragte ich Janina: »Sie fühlen sich wohl?«

»Bis gerade eben schon, ich habe die Pilze gut vertragen. Für mich war es eine tolle Erfahrung. Die Welt ist damit bunter, ich habe mich großartig gefühlt, ganz tief mit der Natur verbunden. Aber jetzt ist alles scheiße. Die wilden Jahre sind wohl vorbei, Herr Doktor. Die Party ist zu Ende. Ich habe so Angst um meine Schwester. Das wird doch wieder?«

»Was ist das überhaupt für ein Zeug?«, fragte der Ehemann.

»*Magic Mushrooms* sind ein starkes Halluzinogen«, begann ich.

»Eine sehr beliebte Partydroge auf Koh Samui«, ergänzte Emily.

»Die Pilze enthalten Psilocybin«, fuhr ich fort. »Eine Art natürliches Ecstasy oder LSD.«

»Von Schamanen und Heilern werden sie seit Urzeiten eingesetzt«, ergänzte Emily, und ich wunderte mich, woher sie sich so gut auskannte. Ich würde sie bei Gelegenheit einmal fragen. Vielleicht rührte es von ihrem berufsbegleitenden Psychologiestudium, das sie online durchzog. Psilocybin erfährt derzeit eine Renaissance in der westlichen Psycho- und Traumatherapie, und an Unikliniken laufen wissenschaftliche Studien dazu. Das Mittel gewährt Patienten tiefe Einblicke in die Mysterien ihres Bewusstseins. Doch die Dosis macht das Gift, und nicht jedem Koch kann man vertrauen. Vor allem nicht, wenn er beleidigt wurde.

Ich informierte den Kapitän, dass wir eine komatöse Patientin an Bord hatten mit Verdacht auf Drogenvergiftung. Sie sei stabil, aber eine Ausschiffung dringend anzuraten. Nach dreißig Minuten meldete er sich zurück, es gebe keinen Hubschrauber in der Gegend und auch keinen geeigneten Hafen, auf den wir ausweichen könnten. Also blieb uns nichts anderes übrig, als die Atemwege zu sichern und die Patientin im Hospital zu behalten.

Ich untersuchte sie noch einmal, das dünne hautfarbene Pflaster an der Wade war mir im Eifer des Gefechts gar nicht aufgefallen. Vorsichtig zog ich es ab. Ein lebensechter Kobrakopf in knalligen Farben fixierte mich mit grüngiftigem Blick.

»Cooles Tattoo«, meinte Peter mit Kennermiene. Ich fand es eher gruselig und wurde an eine Begebenheit aus meiner Studienzeit in Bangkok erinnert.

Damals brachte ein junger Bauer seinen Bruder ins Hospital, den eine Kobra im Reisfeld an ebendieser Stelle gebissen hatte. Woher wir das wussten, dass es eine Kobra war? Geistesgegenwärtig hatte der Bruder das Reptil mit der Hacke erschlagen, des Bruders Bein abgebunden und um Hilfe gerufen. Bei Reisbauern ist das sozusagen ein Arbeitsunfall, und deshalb wusste er, dass es nur eine Möglichkeit gab, seinen Bruder zu retten, nämlich die tote Schlange mitzubringen. Es gibt allerlei Giftschlangen in Thailand, die Ärzte müssen deshalb erfahren, welches Gegengift zu applizieren ist. In Bangkok unterhält das thailändische Rote Kreuz eine Schlangenfarm und produziert Antiseren, die in die ganze Welt geliefert werden. Wochenlang kämpfte der junge Mann damals um sein Leben, und jeden Tag war ich bei den Visiten dabei. Neben seinem Bett stand ein großer geflochtener Korb, der sich im Laufe der Zeit mit leeren Flaschen des verabreichten Gegengifts füllte. Ich habe mir damals eine zur Erinnerung mitgenommen, die ich heute noch besitze.

Was die Wirkung von *Magic Mushrooms* betrifft, kann man mit einem bestimmten Mittel versuchen, diese abzumildern. Das hatten wir jedoch nicht an Bord, weil psychedelische Pilzvergiftungen so gut wie nie vorkommen. Überhaupt ist der grobe Missbrauch von Drogen eher selten. Wenn wir ähnliche Probleme haben, sind sie meistens auf Alkohol zurückzuführen.

Manchmal führen wir jedoch auch einen Drogentest durch, mit dem wir Opiate und Amphetamine wie Ecstasy und Crystal

Meth nachweisen können, auch Kokain und Marihuana. Glücklicherweise war der Drogentest auf diese Substanzen bei der Patientin negativ, eine Mischintoxikation von daher eher unwahrscheinlich.

Aufgrund der Aussagen ihrer Schwester wussten wir, womit wir es zu tun hatten, und es ist nicht nur bei Schlangen gut, wenn man seinen Gegner, das Gift, kennt. Ich erwartete, dass der psychotische Drogenrausch in den nächsten Stunden nachlassen würde, und so kam es auch. Nach zwei Stunden wachte unsere Patientin auf und wurde nach und nach wieder Herrin ihrer Sinne.

An Bord von Kreuzfahrtschiffen sind Drogen strengstens verboten. Das gilt auch für Cannabis, dessen Besitz in kleinen Mengen 2024 in Deutschland legalisiert wurde. Als Flottenarzt erhalte ich immer wieder Anfragen von Patienten, die Cannabisprodukte gegen chronische Schmerzen, Spastiken oder andere Anfallsleiden erhalten. In diesen Fällen fordere ich einen Arztbrief an, und sofern es der Gesundheitszustand zulässt, können die Gäste mit uns reisen. Sie müssen jedoch die erforderlichen Papiere und behördlichen Genehmigungen stets mit sich führen und sollten die Substanzen bei Landgängen besser nicht in der Tasche haben, weil der Besitz von Cannabis nicht überall legal ist. Manche Passagiere nehmen auch Medikamente wie Morphin ein, die als Opiate dem Betäubungsmittelgesetz unterliegen. Wenn die medizinische Notwendigkeit besteht und die Reederei vorab darüber informiert wurde und die Zustimmung erteilt hat, ist dies an Bord gestattet.

Das gilt auch für Ritalin, ein Amphetamin, das unter das Betäubungsmittelgesetz fällt. Eingesetzt wird es zur Therapie von ADHS (Aufmerksamkeitsdefizit-/Hyperaktivitätsstörung). Weltweit seien bis zu 5 Prozent aller Kinder von ADHS betroffen. Sie sind unaufmerksam, impulsiv, hyperaktiv und manchmal auch verträumt. Wenn ich an meine Kindheit zurückdenke, glaube ich, dass viele von uns die Diagnose erhalten hätten, ich auf jeden Fall. Doch als Erkrankung wurde ADHS erst 1987 identifiziert, und so blieben bis dahin viele Menschen unter dem Radar der Wächter über psychische Normalität. Je mehr man sich mit ADHS befasst, desto länger wird die Liste der Betroffenen. Man nimmt an, dass es auch Albert Einstein, Abraham Lincoln und Wolfgang Mozart hatten. Auch viele neuzeitliche Prominente wie Bill Gates oder Paris Hilton gehören angeblich dazu.

Ahoi-Tipp für jede Welle

Vermeiden Sie unter allen Umständen den Konsum von Drogen in Urlaubsländern. Auch wenn sie in manchen exotischen Destinationen offen angeboten werden oder sogar auf der Speisekarte stehen, wie im eben geschilderten Fall als Omelett mit Magic Mushrooms, lassen Sie die Finger davon. In den meisten Ländern sind sie trotzdem illegal, und an Bord eines Kreuzfahrtschiffs sowieso. Das gilt auch, wenn Sie die Drogen nicht in der Tasche, sondern im Blut haben – was mit einem Test leicht nachzuweisen ist.

Der Wanderzirkus

Seit Adam und Eva ereignen sich menschliche Tragödien und Notfälle auch an paradiesischen Orten. Wir begleiten unsere Patienten in schweren Zeiten mit all unserem Können. Das ist eine wunderbare Aufgabe, aber auch zehrend, und nach solchen Tagen voller medizinischer und menschlicher Abenteuer fühle ich mich manchmal reif für die Insel. Ein passender Moment, denn auf einer solchen liegt der Stadtstaat Singapur, der den südlichsten Punkt der Malaiischen Halbinsel bildet. Ich besuchte sie das erste Mal und hatte an meinem freien Tag viel Zeit eingeplant, um diese kosmopolitische und spannende Boomtown zu erkunden. Frühmorgens machte ich mich auf den Weg zur Gangway. Das ist die schmale Rampe, über welche Gäste und Crew das Schiff betreten und auch wieder verlassen. Ein Niemandsland zwischen Ankommen und Abschied, ein Nadelöhr und ein Ort der Begegnung, an dem sich in beide Richtungen oft längere Schlangen bilden. So auch an diesem Morgen. Ich stellte mich an und sah Herrn Fritsch und seine Freundin geradewegs auf mich zusteuern. Verliebt sein ist ein wunderschöner, rauschhafter Zustand, das war sehr sichtbar. Obwohl beide nicht mehr ganz trittsicher waren und sich gegenseitig stützten, schwebten sie auf einer Wolke des Glücks. Freundlich nickte ich ihnen zu, und sie reihten sich hinter mir ein. Da zupfte mich Herr Fritsch am Ärmel und raunte mir schelmisch ins Ohr: »Mein Herz hat noch mal Anker geworfen, und nicht nur das Herz.«

Ob dieser intimen Mitteilung an einem Verkehrsknotenpunkt der *Mein Schiff Herz* war ich um eine Antwort verlegen, doch der Generalbass donnernder Popmusik kam mir zu Hilfe: Sängerin Lisa wurde von zwei Sanitätern auf einer Rolltrage über die Gangway geschoben, umringt von Künstlern des Entertainment-Departments. Aus einem CD-Player donnerte »We Are Familiy«, und unsere Akrobaten, Tänzer und Sänger hüpften, sangen und tanzten um sie herum. Versprachen, sie nicht zu vergessen und sie bald zu besuchen. Eine sehr berührende Abschiedsvorstellung. »Das ist ja ein richtiger Wanderzirkus«, hörte ich irgendjemanden sagen und stimmte innerlich zu. Die Gangway wurde für den Krankentransport gesperrt, und ich hatte ein paar Minuten Zeit, meinen Gedanken nachzuhängen.

Ich finde, »Wanderzirkus« ist eine schöne Umschreibung für Kreuzfahrtschiffe. Er reist im Kreis und von Ort zu Ort, mit der Besonderheit, dass seine Gäste mitreisen. Täglich werden sie unterhalten von neuen Städten, Inseln und Ländern, deren Sehenswürdigkeiten sie bestaunen und zu Fuß, mit dem Fahrrad, mit dem Boot, ja sogar mit Hubschraubern erkunden können, geführt oder auf eigene Faust. Am Abend kommen alle zurück auf die *Mein Schiff Herz*, ein schwimmendes Sanssouci, auf dem für alles gesorgt ist. Eine Arche der Urlaubsfreuden. Noah nahm von jedem Tier ein Paar mit, und ich würde sagen, wir haben auch alle Arten von Menschen an Bord. Sehr Wohlhabende, die schon ihre zwanzigste und mehr Kreuzfahrt machen, und weniger gut Verdienende, die zwanzig Jahre für diese eine Reise ihres Lebens gespart haben. Späte Hippies und frühe Rentner, kleine Kinder am Anfang ihres Lebens und Schwerkranke, bevor es zu Ende geht. Wenn die große Freiheit erklingt und das Schiff ablegt, stehen sie alle vereint auf den Decks auf ihrer ganz individuellen Reise ins Glück und schwärmen dann aus, in die Restaurants und Shows, in denen rund um die Uhr etwas geboten wird: Essen, Trinken, Entspannung und anregende Unterhaltung.

Auf der *Mein Schiff Herz* waren, wie ihr Name vermuten lässt, Mensch und Meer im Mittelpunkt. Seither werden Kreuzfahrtschiffe immer größer und spektakulärer. Die neuesten Schiffsklassen der sogenannten *Icon*-Class bieten auch ein wahrhaft ikonisches Unterhaltungsprogramm, welches das Urlaubsgefühl von null auf hundert in wenigen Sekunden beschleunigen soll, mit Shows auf Broadwayniveau, Sternekoch, Go-Kart-Rennbahn, Starbucks, Hängebrücke über dem Meer, Kletterwand,

Eislaufbahn und Wasserbecken zum Wellenreiten. Den Central Park mit seinem Bonsaidschungel habe ich schon erwähnt, und wie ich jetzt gehört habe, gibt es sogar Kreuzfahrten, zum Beispiel auf der *Queen Mary 2*, auf denen man seinen Hund mitnehmen darf. Selbstverständlich inklusive Gassi-Gehen-Escort-Service und Unterhaltungsprogramm für die vierbeinigen Lieblinge. Die sollen ja auch ihren Spaß haben. Von der Brücke aus dirigiert ein Direktor, der Kapitän, diesen Wanderzirkus, der immer weiterzieht, um schöne Momente zu erschaffen und ferne Inseln anzulaufen.

Lisa verschwand im Heck eines Krankenwagens, die Gangway wurde wieder freigegeben, und ich freute mich auf Singapur. Eine Stadt, in der die visionäre Speerspitze neofuturistischer Bioarchitektur mit begrünten Gebäuden, die ganz der Nachhaltigkeit verschrieben sind, auf bunte koloniale Häuserzeilen und ethnisch geprägte Viertel wie Little India mit seinen Hindutempeln und traditionellem Handwerk trifft. Die Toleranz und Weltoffenheit der Stadt erkennt man auch in Chinatown, wo ein Hindutempel, ein buddhistischer Tempel und eine Moschee entlang nur einer Straße erbaut wurden. Ein Manifest der Kulturen, wo Muslime, Hindus, Christen und Buddhisten friedlich zusammenleben. Die meisten der 5,5 Millionen Einwohner scheinen ein gutes Leben zu haben. Wie ist das möglich? Die Voraussetzung dafür sind strenge Gesetze. Mit einem klaren Regelwerk, das allen dient, und einer Exekutive, die das Gesetz auch durchsetzt, ist *Multikulti* nicht nur ein naiver Traum, sondern wird in dieser Stadt auch wie selbstverständlich gelebt. Das hat seinen Preis. Die staatliche Kontrolle erstreckt sich auch in private Bereiche, als *Social Engineering* wird dies bezeichnet, und ist sehr viel weitreichender, als wir das in unseren westlichen Demokratien vermutlich akzeptieren würden. Das Leben in Singapur kann man vergleichen mit dem Leben auf unserem Kreuzfahrtschiff. Viele Ethnien leben wunderbar zusammen, aber nicht jedem ist alles jederzeit erlaubt, und es gibt strenge Richtlinien. Wer sich nicht daran hält … *Big Banana* oder gar: *Next Port Airport.*

Wie auch immer man dazu steht und welche Gesellschaftsmodelle man bevorzugt, das kann man diskutieren. Die Würde des Menschen nicht. Für mich ist es immer wieder überaus interessant und das schönste Erlebnis auf meinen Reisen, mit eigenen Augen zu sehen, wie Menschen in anderen Erdteilen leben und lieben. Besonders gern beobachte ich Mütter und kleine Kinder. Überall auf der Welt spielen und lachen, weinen und trösten sie nahezu identisch. Streiten, schimpfen, versöhnen, herzen und liebkosen, halb nackt oder mit Schleier. Liebe ist Liebe.

Seereisen erweitern buchstäblich den Horizont, und das Meer verbindet Menschen, Länder und Kontinente seit uralten Zeiten. Viele große Entdecker, wie zum Beispiel Alexander von Humboldt (1769–1859), haben sich über andere Länder und Gebräuche nicht lustig gemacht, sondern sich gefreut, dass sie daran teilhaben konnten. In diesem Geiste wurde auch entdeckt, dass es hinterm Horizont immer weitergeht und die Erde eine blaue Kugel ist. Es ist für den einen oder anderen unserer Gäste durchaus eine interessante Erfahrung, mal selbst der »Ausländer« zu sein und von Einheimischen von oben bis unten gemustert zu werden, zum Beispiel ob der seltsamen Kleidung oder des ungewohnten Benehmens. Was ich manchmal auch nachvollziehen kann. Wir sind Gast auf der Welt, und als solche dürfen wir auch die Gastgeber und deren Sitten respektieren. Ich habe nun viele Zeilen gebraucht dafür, was Johann Wolfgang von Goethe mit zwei Worten sagen konnte: »Reisen bildet.«

Ahoi-Tipp für jede Welle

Um sich auf Land und Leute einzustimmen, empfehle ich unbedingt die landeskundlichen Vorträge, die Lektoren an Bord vor jeder Destination im großen Theater anbieten. Das macht schlau, fördert die Toleranz und hilft, peinliche Situationen zu vermeiden.

Das blaue Wunder

Es ist für mich immer höchst spannend und aufregend, an einem Ort anzukommen, an dem ich noch nie war. Genauso schön finde ich das Ablegen und Weiterziehen. Wieder Wind in den Ohren zu haben. In dem Bewusstsein, wir würden wiederkommen, weil wir wie ein schwimmender Zirkus sind, der im Kreis reist, wie unser Blut in uns zirkuliert und unsere Erde sich um die Sonne dreht und das Blut der Erde – das Wasser mit seinen großen Kreisläufen – Letztere umströmt.

Ein Kreis ist eine Ansammlung von Punkten, die alle gleich weit von einem Mittelpunkt entfernt sind. Dieser Mittelpunkt, der Nabel der Welt, ist meine Koje. Wenn ich deren Türe schließe, bin ich der Welt abhandengekommen und ganz für mich. Meine Koje ist mein Kloster. Hier kann ich mich zentrieren.

Für mich ist es pures Glück, morgens beim Aufwachen die Vorhänge zu öffnen und das Meer zu sehen, den Hauptdarsteller der Reise, das blaue Wunder. Das Meer ist mein Lebenstraum und Lebensraum für unzählige Arten von Fischen, Amphibien, Vögeln, Muscheln, Krebsen und Säugetieren wie Wale und Delfine. Und Pflanzen. Die wichtigsten sind die kleinsten, denn die

Hälfte des Sauerstoffs in unserer Atmosphäre wird von winzigen Algen in den Ozeanen gebildet. Wir atmen ihn über unsere Lungen ein, dann wird er mit dem Blut zu jeder einzelnen der fünfzig Billionen Zellen transportiert, aus denen wir bestehen. Dort wird die Glukose aus der Nahrung mithilfe des angelieferten Sauerstoffs in einer biochemischen Verbrennungsreaktion zur Herstellung von Lebensenergie verwendet, die in Molekülen gespeichert wird. Das Feuer des Lebens kann, wie jedes andere Feuer, nur brennen mit Sauerstoff. Angefacht wird es durch den äußeren Atem, wenn Ihre Brust sich hebt und senkt, und seine unsichtbare Flamme lodert in der inneren Atmung, der Zellatmung. Das lateinische Wort für Atem ist *Spiritus*, was auch »Geist« bedeutet, ein großer Weltenstrom von Energie, Erkenntnis und Bewusstsein.

Ahoi-Tipp für den Meeresatem

Nehmen Sie sich auf Ihrer Kreuzfahrt jeden Morgen und jeden Abend fünf Minuten Zeit und schauen Sie aufs Meer. Mit jedem bewussten Atemzug, mit jedem Inhalieren der salzigen Luft tanken Sie die Energie, die das Meer Ihnen schenkt. Das macht Freude, stärkt Ihr Immunsystem und bringt Blockaden ins Fließen.

Wenn mir manchmal beim Schreiben in meiner stillen Koje nichts mehr einfällt, mache ich es genauso. Ich gehe an Deck, halte die Nase in den Wind, blicke aufs Meer und atme tief ein und aus. Das ist im wahrsten Sinne des Wortes inspirierend und hebt den Geist in die Lüfte. Der Verstand hört auf zu denken, und manchmal glüht dann der zündende Funke, die Idee ganz von allein.

Das habe ich mir nicht ausgedacht, die Zusammenhänge von Atem und kreativer Inspiration wurden vor Kurzem wissenschaftlich nachgewiesen. Und doch, wenn es passiert, ist es pure Magie. Manchmal wird dieses Phänomen auch als *Blue Mind* (engl. für blaues Bewusstsein) bezeichnet. *Blue Mind* ist … wenn der Verstand mal blaumacht und Platz schafft für Inspiration. Ohne diese Magie könnte ich auch nicht meine Bücher schreiben, die in meiner Koje über Monate und Jahre entstehen und aus denen ich manchmal an Bord vorlese. Die schönste Vorlesezeit ist die Weihnachtszeit.

1001 Nacht

Weihnachten auf See ist eine großartige Möglichkeit, dem Festtagsrummel zu entfliehen und das Fest ganz entspannt zu genießen. Das Schiff ist wunderschön geschmückt, Weihnachtsgeschichten kommen zur Aufführung, und die Gäste können Plätzchen backen, im Atelier Geschenke basteln oder den Weihnachtsmarkt auf Deck 12 besuchen. Und das in einem leichten Sommerkleid oder in kurzen Hosen. Weihnachtsreisen finden meistens dort statt, wo es warm ist. In der Karibik oder Mittelamerika, Südostasien oder im Orient, wohin mich diese Reise führen sollte. In Dubai war ich auf die *Mein Schiff 5* aufgestiegen, und einige Tage später erreichten wir die Hauptstadt von Katar mit Namen Doha. Schöner kann Baukunst die traditionelle Welt der Wüstenbewohner und modernen Städtebau nicht verbinden. Abends blickte ich vom Achterdeck hinüber auf die Skyline der in 1001 Farben beleuchteten Wolkenkratzer, von denen jeder auf seine Weise märchenhaft gebaut ist. Als hätte Aladin seine Wunderlampe gerieben, und nun erstrahlte ein Königreich von mystischer Schönheit. Oder als wären 1001 Christbäume in den Himmel architektonischer Fantasie gewachsen. Ein wirklich zauberhafter Anblick.

An diesem Weihnachtsabend hatte ich Dienst, und die Sprechstunde wartete schon auf mich. Meine erste Patientin war Frau Osswald, und sie kam direkt zur Sache. Sie krempelte ihre Hosenbeine hoch und zeigte mir rote Verfärbungen und Flecken auf ihren dick geschwollenen Unterschenkeln: »Es juckt so fürchterlich, dass es schon wehtut. Ist das was Schlimmes?«, fragte sie besorgt.

Ich wusste sofort, was sie hatte, und nickte.

»Wie schlimm?«, fragte sie.

»Nein, nein, nicht schlimm. Die Diagnose lautet *Purpura d'effort*, zu Deutsch: Wanderkrätze oder auch Pilgerkrätze. Die Ursachen sind keine Milben, sondern zu viel auf den Beinen sein. Ich nehme an, Sie haben sich in den letzten Tagen bei all Ihren Ausflügen und Aktivitäten an Bord ein bisschen übernommen, mehr getan als sonst. Und wenn man sich noch dazu in einer so warmen Gegend aufhält, kann es geschehen, dass Blutkörperchen aus den Blutgefäßen austreten – üblicherweise an den Unterschenkeln. Das ist aber … Frau Osswald?«

Meine Patientin fing urplötzlich zu weinen an. Weshalb? Ich reichte ihr ein Taschentuch, sie weinte weiter, beruhigte sich aber, schnäuzte und schaute mich dann mit großen Augen an.

»Ja?«, fragte ich.

»Ich … ich … also ich …«, stammelte sie, und dann brach es aus ihr heraus: »Ich hänge ja am Leben!«

Ich verstand nicht, worauf sie hinauswollte, bis sie es mir erklärte: »Heute Nacht habe ich gedacht, wenn die Flecken etwas Tödliches wären. Ich habe im Internet nachgeschaut. Da habe ich viel gefunden, was darauf hinwies, dass ich bald sterben könnte … erst Thrombose und dann eine Lungenembolie! Das wäre furchtbar! Das Leben ist so schön, so unfassbar schön! Gerade hier auf dem Schiff.«

»Ich denke, Sie werden noch viele Weihnachtsreisen machen können«, lächelte ich und gab ihr einen Tipp für diese: »Am besten kühlen und die Beine hochlegen und die nächsten Tage ein bisschen schonen.«

»Es ist ja auch schön, wenn man sich schont«, sagte sie.

»Manchmal sogar noch schöner«, bekräftigte ich.

Eine schöne Bescherung

Die weitere Sprechstunde war ruhig, wer geht schon am Heiligen Abend zum Arzt? Außer ein paar verschnupfte Seelen, denen ich mit Nasenspray eine Freude machen konnte, fanden keine Gäste den Weg zu uns. Zeit für unsere kleine Weihnachtsfeier. Im Hospital hatte unsere Nurse Anuk am Tresen der Rezeption einen kitschigen Weihnachtsbaum aufgestellt, der mit einem Bewegungsmelder versehen war und »Jingle Bells« dudelte, wenn man an ihm vorbeilief. Jeder hatte ein kleines Geschenk für die lieben Kollegen vorbereitet. An solchen Abenden tragen wir Galauniform, und wir waren festlich gestimmt. Just in dem Moment, als Franka die Pforten des Hospitals schließen wollte, erschien wie aus dem Nichts ein Mann an der Türe des Hospitals, blieb dort stehen und studierte die Geschäftsbedingungen, die neben der Tür angebracht sind.

Ich schätzte ihn auf über achtzig, und er war vollkommen in Schwarz gekleidet. Schwarzer Rollkragenpullover bei Außentemperaturen von immer noch 28 Grad, schwarze Hose und schwarze Schuhe. Ein paar spärliche weiße Haare umkränzten den ansonsten kahlen Schädel. Sein Gesicht war zerfurcht von tiefen Falten, und seine Hautfarbe war wie die von weißem Marmor, mit schwarzen Adern durchzogen. Er sah aus wie ein ausgeblutetes Kriegerdenkmal, und mich fröstelte bei seinem Anblick. Dieser Mensch war eine schauerliche Gestalt.

»Mein Gott, ist das der hartherzige *Scrooge* aus Charles Dickens' *Weihnachtsgeschichte?*«, flüsterte Anuk hinter meinem Rücken.

Der Mann entschloss sich nun doch zum Eintreten, und wie er auf zitternden Beinen näher kam, fing der Christbaum an zu plärren »Jingle Bells, Jingle Bells, Jingle Bells, Jingle on the Way …« Anuk zog den Stecker. Stille. Keiner sagte ein Wort.

»Ist ja eiskalt hier drin, genau wie überall auf dem Schiff, aber was soll's, bin froh, dass ich es noch geschafft habe«, begann der Mann nach einer Pause. »Meine Frau schickt mich, sie war in Ihrer Lesung über das Herz. Keine Ruhe hat sie mir gelassen, nicht mal an Weihnachten. Das Menü habe ich schnell runtergewürgt, damit ich bis zwanzig Uhr hier bin. Hat mir eh nicht geschmeckt. Ich werde mich morgen an der Rezeption beschweren, das ist doch kein Festtagsessen, das habe ich mir aber ganz anders vorgestellt.«

Wir uns auch, dachte ich und war kurz fassungslos, ob der Impertinenz dieses Herren. Aber was hilft es? Als ich mich gefangen hatte, antwortete ich: »Frohe Weihnachten! Was kann ich für Sie tun?«, und hoffte, dass es mit einem Nasenspray getan wäre. Sogar eine Packung Aspirin hätte ich draufgelegt, weil ja Weihnachten war, ahnte aber, dass ich so einfach nicht davonkommen würde.

»Ich krieg seit zwei Wochen immer weniger Luft, die Knödel von eben liegen mir im Magen, überhaupt habe ich oft Magenschmerzen, und speiübel ist mir auch … und in der Brust ganz eng.«

Herzinfarkt, dachte ich, nein Hinterwandinfarkt, um präzise zu sein, der äußert sich oft auch in Magenschmerzen. Zusammen mit dieser Gesichtsfarbe ein Klassiker.

Wir baten den Patienten auf die Intensivstation. Anuk und Franka schlossen ihn an den Monitor an, legten einen intravenösen Zugang, um Blut abzunehmen, und lasen die Bordkarte ein. Alles Routine. Als ich die digitale Krankenakte öffnete, blieb mein Blick an seinem Namen hängen. Erich Siegl, 84 Jahre.

Sein Blutdruck war 90/70 mmHg, die Herzfrequenz 130 pro Minute. Ziemlich schnell, aber bei Vorhofflimmern, wie im EKG erkennbar, nicht ungewöhnlich. Wenn es vorliegt, kann man einen Herzinfarkt dummerweise nicht mehr sicher erkennen, also mussten wir auf das Labor warten. Zeit für ein ausführlicheres Gespräch.

»Sie haben Vorhofflimmern«, erklärte ich dem Patienten. »Ist Ihnen das bekannt?«

»Das habe ich schon seit zehn Jahren. Deshalb nehme ich ja auch Blutverdünner.«

»Und die Narbe hier?«, fragte ich und zeigte auf sein Brustbein. »Eine Herzklappe wurde ersetzt, und ich habe Bypässe gekriegt. Die gingen aber nach sieben Jahren zu, deshalb habe ich jetzt auch noch sieben Stents im Herzen. Den Herzchirurgen habe ich verklagt, so ein Pfusch, aber mein Anwalt ist eine Pfeife, bis jetzt ist nichts bei der Sache rausgekommen.«

Danke für den Hinweis, dachte ich. Ich würde den Fall Siegl akribisch dokumentieren.

»Ich schlage vor, wir machen eine Echokardiografie, und ich schaue mir Ihr Herz mal an«.

»Tun Sie, was Sie nicht lassen können. Ich hoffe, Sie haben mehr Ahnung als mein Kardiologe. Den habe ich vor der Reise noch extra aufgesucht, weil meine Frau es wollte. Er hat mir grünes Licht gegeben. Und jetzt? Liege ich hier. Auch so 'ne Pfeife.«

Im Ultraschall sah ich, dass die künstliche Herzklappe des Patienten gut arbeitete, die Pumpfunktion war nicht wesentlich eingeschränkt. Ob Bypässe verschlossen sind oder ein Herz verbittert ist, kann man im Ultraschall nicht erkennen.

Franka streckte den Kopf zur Tür rein. »Die Ehefrau ist jetzt da und sitzt im Wartezimmer«.

»Ich komme gleich«, antwortete ich.

»Ja, beruhigen Sie die mal, die hat es nötiger als ich«, beauftragte mich Herr Siegl.

Seine Frau war typologisch das genaue Gegenteil, klein und rund und strahlte eine wohlmeinende Gutherzigkeit aus.

»Mein Gott, Ihre Lesung war so schön, ich habe mir gleich das

Kinderbuch bestellt, so schade, dass man es nicht an Bord kaufen kann. Das hätte ich gerne meinem Mann geschenkt. Würde ihm auch mal guttun, auf sein Herz zu hören, aber er arbeitet Tag und Nacht, und das in seinem Alter, dabei haben wir weiß Gott genug Geld. Ich bin so froh, dass Sie ihn untersuchen. Hundertmal habe ich ihm gesagt, jetzt geh mal zum Schiffsarzt, der kennt sich mit Herzen aus. Aber er will ja nicht! Nie will er, was ich will. Nicht zum Plätzchen backen kommt er mit und nicht zu Ihrer Lesung. Dabei war die doch so interessant. Heute beim Weihnachtsessen hab ich es ihm noch mal gesagt, Erich, hab ich gesagt, jetzt geh doch bitte zu diesem Herzspezialisten. Und wie ihm die Knödel dann im Magen gelegen sind, hat er sich breitschlagen lassen. Mir zuliebe, es ist sozusagen mein Weihnachtsgeschenk. Wir schenken uns ja schon lange nichts mehr, aber ich bin so dankbar, dass er es für mich gemacht hat. Ist das nicht goldig?«

Während der letzten Sätze hatte sie in ihrer Tasche gekramt und zog nun einen dicken Ordner mit allen Arztbriefen ihres Mannes der letzten zwanzig Jahren hervor. »Er hätte das weggeschmissen. Ich habe aber alles ordentlich abgeheftet, dem Datum nach.«

Anscheinend war sie die Verwalterin der Erkrankungen ihres Mannes. Das erlebe ich öfter, dass sich Paare als Ausdruck ihrer Liebe gegenseitig auch gerne verwalten. Beim Durchblättern fand ich nichts, was mir im Augenblick weitergeholfen hätte.

Anuk kam zu uns und reichte mir ein Blatt Papier: »Das Labor ist fertig.« Das hatte ich nicht erwartet! Kein Herzinfarkt, alle Herzwerte normal. Aber das Hämoglobin, der rote Blutfarbstoff, betrug weniger als die Hälfte des Normalen. Dieser Patient hatte eine schwere Anämie, also Blutarmut. Das erklärte auch die blasse Gesichtsfarbe und das Frieren – mit unserem Blut verlässt uns auch die Lebenswärme –, den schnellen Herzschlag, die Luftnot und die verminderte Belastbarkeit. Der Körper hatte einfach nicht genügend Sauerstoff, weil dessen Transporter, die roten Blutkörperchen, fehlten. Aber wohin waren sie verschwunden?

Mit dem Ehepaar besprach ich die Befunde und fragte, ob ihnen etwas Besonderes aufgefallen sei in letzter Zeit. Zum Beispiel sogenannter Teerstuhl, schwarz gefärbter Stuhl, als Hinweis für eine innere Blutung.

»Dann war es wohl nicht die Rote Bete«, meinte er.

»Bitte?«, fragte ich nach.

»Na ja, was hinten rauskommt. Das war öfter mal schwarz wie Dachpappe. Meine Frau gibt mir das Gemüsezeug immer, es soll ja gesund sein.«

Tatsächlich, Rote Bete färbt den Stuhl, aber die Spur, die ich hier verfolgte, war blutig.

»Ich vermute, dass Sie ein blutendes Magengeschwür haben und die Blutverdünner das noch befeuern.«

»Sag ich doch, mein Kardiologe ist eine Pfeife! Dann lasse ich die Blutverdünner jetzt einfach weg. Fall erledigt. Danke Herr Friedl.« Er warf seiner Frau einen genervten Blick zu und sagte zu mir: »Können wir jetzt gehen?«

Wenn Menschen und Tiere unter Druck stehen, haben sie prinzipiell drei Möglichkeiten zu reagieren: kämpfen, fliehen oder erstarren, also sich totstellen. Ich glaube, Herr Siegl spürte instinktiv, dass sich dunkle Wolken über ihm zusammenbrauten und dagegen kämpfen nichts bringen würde, also versuchte er es mit dem Fluchtmodus.

»Nein«, antwortete ich entschieden. »Und ja, die Blutverdünner müssen wir absetzen, da haben Sie recht, Sie haben nämlich kaum noch Blut, genauer: weniger als die Hälfte dessen, was Sie haben sollten.«

»Okay, dann geben Sie mir eben eine Transfusion.« Er seufzte. »Ich mag gar nicht daran denken, was das wohl kosten wird …«

»Wir haben kein Blut an Bord«, antwortete ich. Das wäre an Bord auch nicht praktikabel. Rote Blutkörperchen sind in Konserven nur 35 Tage haltbar, und selbst wenn wir das Universalspenderblut Null Rhesus negativ für Notfälle vorhalten würden, müsste es überall auf der Welt spätestens nach einem Monat in den Kühlschränken der Schiffe ausgetauscht werden – ohne dass die Kühlkette unterbrochen wird. Das ist logistisch unmöglich.

Herr Siegl richtete sich auf. »Ja, dann besorgen Sie es bitte und lassen mich wissen, wenn es da ist.«

Meine Weihnachtsstimmung kam mir allmählich abhanden. Dieser Patient brauchte eine klare Ansage. Ich senkte meine Stimme auf zehn Grad unter null und sagte frostig: »Sie haben eine lebensgefährliche Blutarmut, und Sie werden so schnell wie möglich in ein Krankenhaus ausgeschifft. Dort werden Sie Blut transfundiert bekommen und wahrscheinlich auch eine Magen-Darm-Spiegelung erhalten, um die Blutungsquelle zu identifizieren und die Blutung zu stoppen. Sind Sie damit einverstanden?«

Er starrte mich an wie das Kaninchen die Schlange und sagte eine lange Weile nichts. Erstarren, dachte ich mir, dritte Möglichkeit.

Dann fuhr er seine Frau zornig an: »Das hast du nun davon, dass du mich hierhergeschleppt hast. Jetzt soll ich ins Wüstenkrankenhaus. Danke, das ist ein tolles Weihnachtsgeschenk.«

Frau Siegl schluchzte: »Das habe ich doch nicht gewollt, Erich …«

»Schluss jetzt!«, unterbrach er sie barsch, und mir teilte er im gleichen Tonfall mit: »Damit das klar ist, wir bleiben an Bord. Sie haben mir gar nichts zu sagen!«

Möglichkeit eins, dachte ich: Angriff.

Wieder entstand eine kleine Pause, weil sich die Blutdruckmanschette aufblies, und wir vier schauten wie hypnotisiert auf den Monitor. 190/80 mmHg stand auf der Digitalanzeige. Zuvor waren wir am unteren Ende der Skala, nun am oberen. Die Ursache war nackte Panik. Herr Siegl fürchtete sich davor, in der Fremde in ein Krankenhaus zu müssen. Sein Verhalten glich der Trotzreaktion eines Kindes, das Angst hat, allein gelassen zu werden, nicht jedoch dem eines erwachsenen Mannes, der verantwortungsvoll und rational für sein Leben entscheidet.

Mir wurde klar, dass ich mit noch mehr Druck erzeugen nicht weiterkommen würde. Ich bat Frau Siegl, im Wartezimmer Platz zu nehmen. Ein Tempotaschentuch zu Papierwürmern rollend, ging sie schluchzend hinaus.

Herr Siegl schaute ihr nach und dann mich an. Ich las in seinem Gesicht, in das die Jahre Krater geätzt hatten wie Säure in Metall. Das war nicht die natürliche Erosion alternder Haut, es waren Überreste uralter Verletzungen. Mit dem archäologischen Instinkt eines Chirurgen, der schon viele Traumata gesehen hatte, begann ich, an der Oberfläche der Vergangenheit zu kratzen, um die Wunden freizulegen.

»Wieso haben Sie das?«, fragte ich ihn.

»Was?«

»Na alles! Vorhofflimmern, Herzinfarkte, Durchblutungsstörungen und jetzt ein Magengeschwür mit Blutung.«

»Woher soll ich das wissen? Sie sind doch der Arzt!«, blaffte er feindselig, wie jemand, der ein schreckliches Geheimnis verbirgt.

»Ja, das weiß ich …«, antwortete ich und fühlte, dass das nicht ganz stimmte, dass er ziemlich genau wusste oder zumindest ahnte, was sein Leben vergiftet hatte. Ich war jetzt an der Stelle, wo ich tiefer graben wollte, wo ich hoffte, fündig zu werden. Also setzte ich alles auf eine Karte und setzte das psychologische Skalpell an:

»... und deshalb weiß ich auch, dass Patienten mit einer schwierigen Kindheit, die also körperlich und seelisch misshandelt wurden oder ausgebombt oder aus der Heimat vertrieben, ein sehr viel höheres Risiko haben, im hohen Lebensalter Erkrankungen der Blutgefäße und Vorhofflimmern zu bekommen. Darüber gibt es große Studien, und diese Patienten sterben auch deutlich früher. Die Ursachen stehen auf keinem Totenschein.«

Er schwieg für längere Zeit, als wöge er seine Optionen ab. Erstarren, Flucht und Angriff waren erfolglos geblieben. Blieb nur noch die Wahrheit. Aber sollte er mir vertrauen? Einem Arzt? Womit er doch nur schlechte Erfahrungen gemacht hatte. Alles Pfeifen! Er überlegte lang, und ich ließ ihm die Zeit, die sein Herz brauchte, um sich zu öffnen. Schließlich begann Herr Siegl zögerlich und mit stockender Stimme, seine uralte, geheime Wunde zu offenbaren.

»Einfach war es nicht, der Vater war im Krieg, und die Mutter ist mit uns aus Pommern über die zugefrorene Ostsee geflohen. Meine kleine Schwester wurde an Weihnachten '44 von einer Mine zerfetzt. Ich war fünf Jahre alt, und von da an gab es kein Weihnachten mehr für uns. Keine Geschenke, kein Baum, nur das Bild der Schwester hat die Mutter an Weihnachten aufgestellt, mit einer Kerze. Das hat sie angestarrt, gebetet, und dann ist sie ins Bett gegangen. So wurde ich um Weihnachten beschissen, Jahr für Jahr! Ich hasse dieses Fest, weil es mich immer daran erinnert. Seit über siebzig Jahren erlebe ich diesen Albtraum, Jahr für Jahr kommen die Geister der Vergangenheit. Sie verfolgen mich sogar auf dem verdammten Schiff, ich kann ihnen nicht entkommen. Seit wir an Bord sind, ein Scheißtag nach dem anderen.«

Mit leeren Augen sah er mich an. Das war es also. Pommerland ist abgebrannt. Das Trauma des Krieges hatte seine Kinderseele wie eine Phosphorbombe verätzt. Solche Wunden heilen nur an der Oberfläche, und sie brechen immer wieder auf. Herr Siegl litt an einer posttraumatischen Belastungsstörung, und jedes Weihnachten hatte er sogenannte Flashbacks, Erinnerungsblitze, die ihn wie böse alte Geister heimsuchten. Wenn die Seele blutet, hinterlässt das auch einen toxischen Fingerabdruck in den Gewebeschichten und der Biochemie des Körpers, und Jahrzehnte später können sich verschiedenste körperliche Gebrechen manifestieren, zum Beispiel Vorhofflimmern, Atherosklerose, Autoimmunerkrankungen und natürlich Magengeschwüre.

Wieder blies sich die Blutdruckmanschette auf, und erfreulicherweise hatte mein Patient jetzt etwas weniger Dampf im Kessel. Verständlich, die Geschichte war raus. Aber damit war das Problem nicht behoben, er blutete weiter. Zur Unterstützung brauchte ich nun einen guten Geist der diesjährigen Weihnacht.

»Ist es in Ordnung, wenn ich Ihre Frau hereinbitte?«, fragte ich ihn.

»Ja, bitte«, antwortete er fast freundlich.

»Ist es in Ordnung für Sie, wenn ich Ihrer Frau erzähle, was wir eben besprochen haben?«, erkundigte ich mich.

»Tun Sie, was Sie nicht lassen können.«

In wenigen Worten schilderte ich der Ehefrau das Drama um den kleinen Erich Siegl und die Folgen für seinen Leib und sein Leben. Sie nickte, seufzte schwer. »So was in der Art habe ich mir schon gedacht. Man reimt sich ja einiges zusammen, wenn man sich so lange kennt. Und dann immer wieder dieses Weihnachten. Auf dem Schiff wird es besser, habe ich gehofft. Jetzt verstehe ich das endlich alles, wieso du manchmal so komisch bist«, sagte seine Frau, »als ob der Doktor ein Buch aufgeschlagen hat, in dem alles steht.«

Wortlos griff Herr Siegl nach der Hand seiner Frau und drückte sie. Das wertete ich als gutes Zeichen und erklärte nun auch ihr die Notwendigkeit einer Ausschiffung, die Rundumbetreuung und dass es in den Emiraten exquisite Kliniken mit herausragenden diagnostischen und therapeutischen Möglichkeiten gibt.

»Nur über meine Leiche«, kehrte Herr Siegl zu seinem barschen Ton zurück, als hätte er sämtlichen Widerstand, den er im Leibe trug, geballt organisiert. »Ich habe das alles schon mal erlebt. Mit sechs hatte ich Tuberkulose und kam in ein Sanatorium. Acht Monate durfte mich niemand besuchen, so hat man das damals gemacht. Wissen Sie, wie das ist, wenn Sie als Sechsjähriger in eine Klinik kommen, von der Sie nicht mal verstanden haben, wo sie ist, und niemand darf Sie besuchen? Da sind Sie am Arsch! Und so etwas macht mit mir niemals jemand wieder! Verstehen Sie das?«

Natürlich, dachte ich, das verstehe ich sehr gut. Nun war guter Rat teuer, und ich blickte Hilfe suchend seine Frau an. Die kannte ihren Erich und hatte noch ein Ass im Ärmel. Sehr ruhig und sehr ernst sprach sie zu ihm, während sie seinen Blick fest im Schraubstock des ihren hatte: »Ich verspreche dir, nicht von deiner Seite zu weichen! Das stehen wir gemeinsam durch. Wie alles andere auch seit 45 Jahren. Ich liebe dich, und du weißt das. Ich weiß, dass du es weißt, und ich weiß, dass du mich liebst, auch wenn wir uns das schon lange nicht mehr gesagt haben.« Er hörte ihr gebannt zu. Ich auch. »Denk doch an das zukünftige Weihnachten, ich brauche dich noch, ich will nicht alleine feiern. Gestern erst habe ich mich mit einer allein reisenden Dame unterhalten, die vor einem halben Jahr Witwe wurde, es ist so schwer für sie.«

Und jetzt setzte sie zum Finale an. Entwaffnend empathisch und dabei nicht den geringsten Widerspruch duldend, in der unnachahmlich souveränen Art, wie es nur liebende Frauen können, fügte sie ganz langsam und jede Silbe glasklar aussprechend hinzu: »Das will ich nicht, Erich!«

Damit zog sie ihm den Stecker. Er streckte die Waffen. Eine Weile sah er sie an, dann lächelte er beinahe zärtlich und nickte schwach.

Wenn das kein Weihnachtswunder ist, dachte ich mir, das ist *Tatsächlich Liebe* in echt.

Ich ließ die beiden für eine Weile alleine. Mit dem Kapitän sprach ich über die Notwendigkeit einer zeitnahen Ausschiffung, und er meldete sich nach zwanzig Minuten zurück.

»In zwei Stunden passieren wir Dubai, ein Rettungsboot könnte zu uns herauskommen, und wir könnten den Patienten übergeben. Passt das?«

Das war die Lösung. Auf ein anderes Boot übergeben zu werden, wäre für unseren Patienten sehr viel schonender als an einem Drahtseil in die Lüfte gehoben zu werden, und seine Frau könnte mitkommen.

Schlag Mitternacht kam die Küstenwache Dubai längsseits, und die große seitliche *Shelldoor* des Schiffs öffnete sich hydraulisch. *Shell* ist das englische Wort für Muschel, und als die Muscheltür der *Mein Schiff 5* offen stand, konnten wir den Patienten, gemeinsam mit seiner Ehefrau und Gepäck, übergeben und setzten unsere Reise in den Oman fort.

Eine kleine Weile noch betrachtete ich die Sterne im Golf von Oman. Den Weihnachtsstern sah ich in dieser Nacht nicht, aber wenn ich lange genug hinschaute, begann der Himmel, in vielen Farben zu leuchten wie in dem Gemälde *Die Sternennacht* von van Gogh.

Mein Weihnachtsgeschenk an mich selbst war eine mehrstündige Wanderung in die Wildnis der Berge im Oman. In aller Frühe brach ich am nächsten Tag auf und spürte, wie gut es mir tat, mal allein zu sein. Mit jedem Schritt, den ich höher stieg, ließ ich die Arche im Hafen Muskats zurück, und ganz oben auf dem Gipfel war ich dem Himmel so nah. Ich glaubte mein eigenes Blut fließen zu hören, so überirdisch war die Umarmung der Stille. Auf meinem Weg durch die kahlen Felsen folgte ich einem kleinen Bachlauf, und plötzlich tat sich zwischen den kahlen Felswänden eine winzige Oase auf, wo ich rastete und einfach nur glücklich war. Der Oman ist ein Paradies.

Schweren Herzens bestieg ich an diesem Abend das Schiff. Normalerweise liebe ich das Ablegen, aber in diesem ganz besonderen Land wäre ich gerne noch ein paar Tage geblieben.

Zwei Tage später erreichten wir wieder Dubai, die alte Reise endete, und eine neue begann. Über Abu Dhabi kamen wir wiederum nach Doha, und dieses Mal hatte ich Zeit und Muße für die Stadt. Auf dem großen Markt im alten Zentrum, dem Souk Waqif, traf ich auf das Gegenteil von Stille, doch die angenehm entspannte Atmosphäre und die gelassene Freundlichkeit der Muslime berührten mich. Hier wird alles feilgeboten, was der Mensch zum Leben braucht, und mehr. Sogar Rennkamele und Falken für die Wüstenjagd kann man erwerben. Das Waidwerk in der Wüste ist ein beliebtes Hobby gut betuchter Katarer, und die gefiederten Jäger kosten leicht so viel wie ein gehobener Mittelklassewagen. Durchschnittlich 30 000 US-Dollar werden dafür hingeblättert. Kein Wunder also, dass es neben dem Souq auch ein Souq-Waqif-Falkenhospital gibt, in dem die edlen Krummschnäbel behandelt werden, wenn sie an Übelkeit und Erbrechen, Exsikkose, Insektenstichen oder Krampfleiden

leiden. Und wenn sie Federn lassen mussten bei der Jagd, werden sie vorübergehend mit fremden Federn geschmückt, gewissermaßen Spendergefieder in passender Farbe, das so lange angeklebt bleibt, bis neue nachgewachsen sind. Kam es noch schlimmer und brach im Eifer des Gefechts ein Flügel, wird er sogar operiert und geschient.

Die Humanmedizin blickt im Orient auf eine jahrhundertelange Geschichte zurück und hat großartige Ärzte hervorgebracht, die schon vor über eintausend Jahren mit wissenschaftlicher Akribie Krankheiten erforschten und therapierten. Einer breiten Öffentlichkeit bekannt wurde der Gelehrte und Arzt Abu Ali al-Husain ibn Abd Allah ibn Sina (980–1037), kurz Ibn Sina genannt, im Lateinischen auch Avicenna, durch das Buch *Der Medicus* von Noah Gordon und die gleichnamige Verfilmung mit dem charismatischen Ben Kingsley. Avicennas fünfbändiger Kanon der Medizin blieb bis ins 19. Jahrhundert hinein ein Standardwerk der Medizin. Etwa 400 Jahre bevor der große Blutkreislauf von dem Engländer William Harvey im 17. Jahrhundert offiziell entdeckt wurde, beschrieb der Arzt Ibn an-Nafis (1210–1288) den kleinen Lungenkreislauf des Blutes: den Weg des sauerstoffarmen Blutes vom rechten Herzen in die Lunge und von dort, mit Sauerstoff angereichert, zum linken Herzen. Auch fand er heraus, dass sich das Herz über die Koronararterien selbst mit Blut versorgt. Eine Entdeckung, die bis in die Gegenwart von großer Relevanz ist, wenn man bedenkt, dass Herr Siegl in diesen Blutgefäßen sieben Stents hatte. Die Ärzte der Arabischen Emirate treten heute in die Fußstapfen ihrer legendären Vorgänger aus Persien und Arabien, und die Kliniken können sich im internationalen Vergleich sehen lassen. Ich habe mit den Medizinern vor Ort nur gute Erfahrungen gemacht, und es wunderte mich nicht, als ich nach zwei Wochen einen sehr fundierten Arztbrief über Herrn Siegl bekam.

Viele Kollegen in aller Welt machen sich leider nicht die Mühe, dem Schiffsarzt zu schreiben. Dem Brief entnahm ich, dass ein blutspritzendes Magengeschwür endoskopisch verödet und geklebt wurde und der Patient nach mehreren Bluttransfusionen wieder auf die Beine kam. Der Brief endete mit der Frage, ob der Patient wieder an Bord kommen könne? Ich stimmte zu, und als er mit seiner Frau in meiner Sprechstunde erschien, weil sie sich bedanken wollte, hatte sich auch in seinem Antlitz etwas verändert. Er hatte nicht nur wieder Farbe im Gesicht, auch die säuerliche Bitterkeit war daraus gewichen.

Anatomie eines Schiffs

Nicht nur Menschen brauchen einen regelmäßigen Gesundheitscheck. Auch bei Schiffen müssen Welle, Schraube, Rumpf, Ventile und Rettungssysteme alle fünf Jahre überprüft werden. Zu einem Schiffsarzt für Schiffe, in eine Praxis mit Namen Werft, musste auch die *Mein Schiff 5*. Bei einem Gewicht von fast 60 000 Tonnen kann die schwimmende Lady nicht einfach aus dem Wasser gehoben werden wie ein Kanu, das würde der stärkste Kran der Welt nicht schaffen. Wenn das Schiff nicht auf das Land kann, muss das Land eben unter das Schiff kommen, und dafür wurde von findigen Ingenieuren das Trockendock erfunden. Eines der größten Trockendocks der Welt – und groß musste es sein, damit wir mit unseren 295 Metern Länge und acht Metern Tiefgang hineinpassten – liegt in Dubai. Nachdem die letzten Gäste das Schiff verlassen hatten, schoben wir uns in atemberaubend langsamer Geschwindigkeit Zentimeter für Zentimeter in eine Art riesigen Pool, und sobald wir darin festgemacht hatten, wurden die gewaltigen Tore zum Persischen Golf hin geschlossen und das Seewasser abgepumpt. Am nächsten Morgen standen wir auf dem Trockenen. Nun wirkte die schöne *Mein Schiff 5* nicht mehr wie eine elegante Schönheit, sondern wie ein gestrandeter Wal, unfähig, sich zu bewegen, und sogar plump. In seinem Element, den Wassern der Weltmeere, ist ein Wal ein wunderschönes, elegantes Geschöpf, das uns ehrfürchtig sein lässt ob der Schönheit maritimen Lebens. Wenn sie die Orientierung verlieren und tragisch stranden, sind die Riesen hilflos und werden von ihrem eigenen Körpergewicht erdrückt.

Land ist auch für Schiffe gefährlich. Wenn sie ihm unfreiwillig zu nahe kommen, laufen sie auf Grund, werden bewegungsunfähig und erleiden Schiffbruch. Übrig bleibt der schauerliche Anblick eines Wracks, das von Wind, Welle und Gestein über die Jahre und Jahrzehnte immer weiter zersetzt wird, bis irgendwann nur noch sein mahnendes Skelett sichtbar bleibt. Das eiserne Skelett eines Schiffs, das im Trockendock steht, muss also so konstruiert sein, dass es sein monströses Eigengewicht tragen kann. Sieht man es mit seinen gewaltigen Ausmaßen auf seinem schmalen Kiel stehen, mag man kaum glauben, dass das möglich ist. Ist es aber, und in den nächsten zehn Tagen wurde alles, was sonst unter Wasser liegt, inspiziert, gewartet und gereinigt. Hauterkrankungen des Rumpfes, wie zum Beispiel Rost, wurden behandelt und alles neu gestrichen.

An Bord gelten während der Werftzeit noch strengere Sicherheitsstandards als sonst. Außerhalb des Hospitals trug ich nicht meine übliche weiße Uniform, sondern mir wurden Monteuroverall, Sicherheitsschuhe, Schutzbrille, Handschuhe und Helm verpasst. Solchermaßen geschützt fand ich die Zeit auf dem Werftgelände spannend wie einen Anatomiekurs. Ich kenne die Eingeweide eines Menschen ganz genau, nun lernte ich die eines Megakreuzfahrtschiffs kennen, dessen Anatomie nicht minder kompliziert ist. Die vielen Baustellen gewährten mir tiefe Einblicke in das komplexe Innenleben moderner Schiffsbauten.

Tausende Techniker aus aller Welt wurden eingeflogen, und einer unsichtbaren Choreografie folgend, wurde auf jedem Deck gebohrt, gehämmert, geschweißt, gestrichen und gelötet, was das Zeug hielt. Ein beliebter Dresscode bei den Männern war coole Sonnenbrille, zu Zöpfen geflochtene lange Haare, und er ging bei allen Geschlechtern gleichermaßen unter die Haut: Ohrringe, Piercings und Tattoos. Optisch eine neoethnische Mischung aus direkten Nachfahren der Wikinger und indigenen Völkern, die sich am liebsten in einer Soundoase aus Heavy-Metal-Musik aufhielt, die Lautstärke kurz vor dem Durchbruch der Schallmauer. Wer sich schon einmal gefragt hat, wieso Heavy-Metal-Musik so heißt, sollte doch einmal eine Schiffswerft besuchen.

Ich fühlte mich erinnert an die Full Metal Cruises, die ich einmal miterleben durfte. Sie ist eine Herzensangelegenheit für viele Liebhaber der harten Rockmusik, und auch ich liebe sie sehr. In meiner Teenagerzeit waren auch meine Haare lang, und die Heavy-Metal-Band, in der ich als Keyboarder dilettierte, versuchte, so laut zu sein, wie es nur ging. Das war damals ein Qualitätsmerkmal und ist es heute noch. Mein Heavy-Metal-Schiff, ich glaube es war die *Mein Schiff 3,* verwandelte sich innerhalb kürzester Zeit in ein Festivalgelände. Tonnen an Soundsystemen wurden zu unübersehbaren und unüberhörbaren Türmen aufgeschichtet.

In einem sonderbaren Kontrast zu diesen Soundgewalten und dem wilden Aussehen seiner Besucher standen die Liebenswürdigkeit und Friedfertigkeit der *Metal Heads.* Es gab so gut wie keine Zwischenfälle. Nein, auch keine Intoxikationen mit Alkohol. Die Fans, die an Bord mordsmäßig die Sau rausließen, wussten ganz genau, wie viel sie vertragen und vor allem, was. Einmal kam eine Dame ins Hospital, die aussah wie eine

Kriegerin aus einem *Mad Max*-Cast. Ihr war ein Stück des Veggieburgers im Hals stecken geblieben. Sie war eigentlich keine Vegetarierin, wollte aber mal was anderes probieren. Begleitet wurde sie von ihrem Stamm (ebenfalls Marke *Mad Max*), der auffiel durch eine Höflichkeit und Fürsorglichkeit, wie wir sie im Hospital nicht jeden Tag sehen. Mein Kollege war Anästhesist, und mit allerlei Tricks versuchten wir, den Tofubrocken aus ihrer Speiseröhre zu mobilisieren. Unglücklicherweise konnten wir ihn nicht absaugen und auch nicht runterspülen. Am Ende mussten wir die Patientin an Land überweisen, wo das vegane Corpus Delicti aus einem Ösophagusdivertikel, einer Aussackung in der Speiseröhre, mit einem Videoendoskop entfernt wurde. Mit einer Palette alkoholfreiem Bier bedankte sie sich bei uns im Hospital – und in unserer Freizeit rockten wir kräftig mit.

Begleitet von der Heavy-Metal-Mucke, herrschte an Bord der *Mein Schiff 5* im Dry-Dock Dubai nach drei Tagen ein apokalyptisches Chaos. Innerhalb kürzester Zeit waren die Inneneinrichtungen nur noch rudimentär zu erkennen. Offen liegende Kabelschächte und Leitungsrohre allenthalben. Böden und Wände waren mit Schutzmatten beklebt. Riesige Kräne hoben Container mit Ersatzteilen und Materialien an Bord und voll beladen mit Müll wieder herunter. Ich habe eine reiche Fantasie, aber dass sich diese Megabaustelle in zehn Tagen zu einem schönen blauen Schwan mausern würde, konnte ich mir beim besten Willen nicht vorstellen.

Eine Oase des Rückzugs war das Bordhospital. Da wir keine Gäste hatten, gab es wenig zu tun. Ich sortierte die chirurgischen Instrumente und überprüfte, welche Scheren ausgetauscht werden mussten. Überwiegend hatten wir kleinere Verletzungen zu versorgen und eine junge Dame aus dem Entertainment mit einer Nierenkolik. Bei einer unserer Sängerinnen hatten sich kleine Steinchen in der Niere gebildet, die sich gemeinsam mit dem Urin auf den Weg in die Blase machten. Dort blieben sie im Harnleiter stecken, und das führt dann zu fürchterlichen Schmerzen, die schubweise auftreten und auch als Kolik bezeichnet werden. Wir gaben krampflösende Mittel und empfahlen trinken, trinken, trinken. Nicht nur die Wasserrohre eines Pools auf Deck 12 müssen entkalkt werden, auch wir Menschen müssen aufpassen, dass wir nicht verkalken. Besonders, wenn wir zu wenig trinken, was in der Hitze von Dubai schnell passieren kann.

Obwohl es Winter war, kletterte das Thermometer täglich auf über dreißig Grad, und es gab für die Crew nichts Schöneres, als während der Freizeit im Meer schwimmen zu gehen und der Hitze, dem Gestank und dem Lärm auf der Werft auf diese Weise zu entkommen. Die Unterwasserwelt in den Tropen und Subtropen ist sehr komplex, und damit das ökologische Gleichgewicht erhalten bleibt, brauchen manche Lebewesen Stacheln. Besonders viele hat der Seeigel, mit denen er Algen und kleine Krebse von Steinen und Korallen abschabt und futtert. Sein Mund und die kräftigen Kiefer befinden sich unten, dem Meeresboden zugewandt, die Stacheln zeigen nach oben. Sie sind nicht aus Metall, sondern mineralisch, nämlich aus Calcit. Er kann sie in alle Richtungen bewegen, und sie schützen ihn davor, gefressen zu werden. Weil sie also sehr wichtig für ihn sind, kann er sie sogar nachwachsen lassen, wenn mal eine zu Bruch geht. Das passiert gerne dann, wenn ein Mensch auf einen Seeigel tritt. Dann bohren sie sich in die Haut und brechen ab.

Als I Gede vom Housekeeping eines Abends humpelnd und noch in feuchter Badehose ins Hospital kam, ahnte ich schon, was ihn plagte. Seine Fußsohlen waren nicht nur sandig, sondern auch übersät mit schwarzen Punkten, den Enden von Seeigelstacheln, die sich tief in die Haut und Unterhaut gebohrt hatten. Es gibt über 900 Arten von Seeigeln, und nur wenige sind giftig, doch man muss die Stacheln entfernen, um Entzündungen zu vermeiden. Also holte ich meine Lupenbrille und machte mich mit einem spitzen Skalpell ans Werk, die nadeligen Bruchstücke herauszupräparieren. Das ist eine langwierige und subtile Angelegenheit und auch bei größter Vorsicht nicht gerade angenehm für den Patienten. Alle kriegt man meistens nie, und so holte Anuk Essigessenz aus der Küche. In einer Essiglösung würde I Gede im Anschluss Fußbäder machen, um die restlichen Bruchstücke aufzulösen.

Ahoi-Tipp gegen Seeigel

Die kleinen Stachelhäuter sitzen nicht nur auf Steinen, sondern wandern auch ganz langsam über den Sandboden der schönsten Strände. Selbst wenn diese super gepflegt sind und die Unterwasserigel jeden Morgen von einem Taucher eingesammelt werden, kann es passieren, dass Sie mittags auf einen treten. Tragen Sie deshalb Badeschuhe und schützen Ihre Fußsohlen zuverlässig!

Als ob Aladin wieder an seiner Wunderlampe gerieben hätte, lichtete sich, einer unsichtbaren Choreografie folgend, nach zehn Tagen allmählich das Chaos, und nach weiteren vier Tagen war das Schiff wie neu und klar zum Auslaufen. Eine logistische Meisterleistung der verantwortlichen Ingenieure. Die Zeit im Trockendock war eine spannende Erfahrung, und doch war ich froh, als das Dock geflutet wurde und wir wieder Wasser unter dem Kiel hatten. Der Kapitän lud die gesamte Crew ins Theater ein und bedankte sich. Dann erhielt, als kleine Anerkennung für die strapaziöse Zeit, jedes Crewmitglied einen ozeanblauen Kapuzenpullover, auf dem gedruckt war:

Mein Schiff 5
Dry Dock Team –
One Fleet, One Crew

Alle waren stolz darauf, ein Teil dieser Crew zu sein. Eine neue Reise konnte beginnen.

Oh, wie schön ist Panama

Ich war fünfzehn Jahre alt, als das Kinderbuch *Oh, wie schön ist Panama* von Janosch erschien und den deutschen Jugendbuchpreis erhielt. Da war ich schon auf dem Heavy-Metal-Trip und zu alt für die Abenteuer des Bären und der Tigerente. Ich sollte sie erst für mich entdecken, als ich selber Kinder hatte.

Dennoch träumte auch ich in meiner Kindheit von Panama. Mein Onkel und Taufpate Josef sammelte in seiner Kindheit während der Nachkriegsjahre die Sammelbilder der Margarinemarke Sanella und klebte sie gewissenhaft in ein Sammelbilderalbum mit dem Titel *Mittel- und Südamerika: Conny Pünnebergs abenteuerliche Reise*. Es war außer dem Bauernkalender das einzige Buch auf dem Bauernhof der Großeltern, und ich liebte es. Als ich es zum ersten Mal durchblätterte, konnte ich noch gar nicht lesen, aber es roch nach Bananen und Abenteuer. Nicht sattsehen konnte ich mich an den gemalten Bildern von Indianern – damals durfte man sie noch ohne Probleme so nennen und sogar im Fasching einer sein –, die mit Pfeil und Bogen Fische jagten oder gar einen Jaguar, der sich im Baum versteckt hatte. Ich fühlte instinktiv, irgendwo draußen ist noch eine ganz andere Welt, so unermesslich und exotisch und anders, dass mir ganz schwindelig wurde. Und wenn mir das dann zu langweilig wurde, spielte ich auf dem Schifferklavier von Onkel Josef, das ich alleine noch gar nicht richtig halten konnte, es reichte mir bis unter die Knie, kindlich schräge Weisen und träumte von anderen Welten, die nur ich kannte. Ganz besonders angetan aber hatte es mir Panama, ein Land, in dem riesige Lokomotiven noch riesigere Schiffe zogen. So unvorstellbar war dieses Land, dass ich es wieder vergaß.

Bis zu dem Tag, als ich das Flugticket in die Dominikanische Republik, ein Inselstaat im Karibischen Meer, in meinem E-Mail-Postfach hatte. Von dort sollte es weitergehen mit der *Mein Schiff 1* nach Jamaika, Mexiko, Costa Rica, Panama und Kolumbien. Mein Herz sprang vor Freude im Viereck, und ich erinnerte mich an mein allererstes Buch. Wie konnte es geschehen, dass Panama irgendwann unbemerkt von der Liste meiner Träume gefallen war?

Mittelamerika (zu dem ich hier jetzt großzügigerweise Kolumbien hinzuzählen möchte) ist ein einzigartiger und vielfältiger Kulturraum, der das Karibische Meer in seiner Mitte umarmt. Heimat von Persönlichkeiten wie dem jamaikanischen Musiker Bob Marley (1945–1981), dem mystischen Pionier des Reggae und einer der größten Musiklegenden aller Zeiten, oder dem Literaturnobelpreisträger Gabriel García Márquez (1927–2014) aus Kolumbien, Autor von *Die Liebe in den Zeiten der Cholera* oder *Leben, um davon zu erzählen.* Beide waren beeindruckende Persönlichkeiten, charismatisch und kompromisslos in ihrem Einsatz für Menschenrechte. Sicher auch, weil Mittelamerika, vor allem die karibischen Inseln und Kolumbien, ein zentraler Umschlagplatz des transatlantischen Sklavenhandels war und Ureinwohner wie die Azteken, Maya und Inka, die Hochkulturen geschaffen hatten, von spanischen Eroberern, die wie wir über das Meer kamen, abgeschlachtet wurden. Eine endlose Geschichte von Zerstörung, Erniedrigung und Gewalt. Die politischen Verhältnisse in Kolumbien und Jamaika waren zu Lebzeiten Marleys und Márquez' instabil und von Gewalt geprägt. Literatur, Musik und Kunst haben die Macht, die Seele des Menschen zu stärken, auch in scheinbar ausweglosen Situationen. Und deshalb wollte ich die Grabstätten der beiden unbedingt besuchen, sie sind meine Helden.

Kleine Fische

Doch zunächst kamen wir nach Honduras, einem Land, von dem ich bis dahin gar keine Vorstellung hatte. Es kam nicht in Onkel Josefs Bildband vor, und vielleicht habe ich deshalb versäumt, es oben bei der Aufzählung unserer Reiseziele zu erwähnen. Nun zeigte es mir die kalte Schulter. Als wir uns mit der *Mein Schiff 1* der honduranischen Tropeninsel Roatán näherten, war die See ungemütlich. Böiger Wind von vorne, krachende Wellen von unten und sintflutartiger Regen von oben ließen nicht vermuten, welches maritime Paradies sich unter unserem Kiel verbarg. Ich war früh auf, denn der Hafenarzt wollte gemeinsam mit dem Lotsen einige Seemeilen vor der Küste an Bord kommen, und selbstredend wollte ich ihm unser Hospital in tadellosem Zustand präsentieren. Er kam dann aber doch nicht, vermutlich war ihm das Wetter zu schlecht. Mir war auch ein bisschen mulmig. Mit unserem Tauchlehrer an Bord und einigen Gästen, die bereits eine gültige Tauchlizenz für Tauchen im offenen Meer hatten, wollte ich einen Ausflug zu den Riffhaien unternehmen, die in diesen Gewässern schwimmen.

Das Städtchen Coxen Hole, vor dem wir an diesem herrlichen Morgen ankerten, besteht im Wesentlichen aus baufälligen ein- und zweigeschossigen Holzhäuschen, die von bunten Anstrichen zusammengehalten wurden. Auf Tourismus war man hier noch nicht eingestellt, Händler mit dem üblichen Krimskrams für Touristen gab es nur am Terminal, dahinter wartete das einfache karibische Leben. Außer Arbeitern, Schulkindern, streunenden Hunden und kleinen Märkten mit Waren des täglichen Lebens gab es oberhalb des Wasserspiegels nicht viel zu sehen.

Ein Kleinbus brachte uns zu einer Tauchbasis, und auf der Fahrt dahin waren alle ziemlich still. Niemand hatte Erfahrung mit Haitauchen, und allein das Wort hörte sich schon sehr abenteuerlich an. Ein Tauchguide erklärte, wie wir uns unter Wasser zu verhalten hätten. Wir sollten Arme und Hände am Körper halten und aufgeregte Bewegungen vermeiden, damit die Haie unsere Extremitäten nicht mit Fischen verwechseln würden. Alle nickten betroffen.

»Keine Sorge – für den Fall der Fälle haben wir ja unseren Taucherarzt dabei«, versuchte der Tauchlehrer der *Mein Schiff 1* die Situation zu entkrampfen. Hätte von mir sein können, dieser Witz, ein voller Rohrkrepier. Keiner lachte, alle schluckten.

Jeder von uns bekam seine Ausrüstung, und wir waren erst mal damit beschäftigt, alle Teile zusammenzufügen und zur eigenen Sicherheit zu überprüfen. Dann düsten wir in einem kräftig motorisierten offenen Boot hinaus zum Riff. Ich musterte meine Tauch-Buddies. Einige kannte ich bereits, sie hatten sich in den letzten Tagen im Hospital eingefunden, um ihre Tauchtauglichkeit durch entsprechende Untersuchungen zu erneuern. Dazu gehört auch ein Lungenfunktionstest. Ein älteres Paar rauchte noch hastig ein paar Zigaretten, möglicherweise in der Annahme, es könnten die letzten sein. Alle hatten wir einen Taucheranzug angezogen, in den zwei mehrgewichtige junge Frauen leider nicht hineinpassten; sie wollten daher im Strandbikini tauchen. Bei den Wassertemperaturen sei das »no problem«, versicherte der Tauchguide und murmelte dann noch etwas von »body positivity« und »curvy«, also »positiver Körpereinstellung« und »kurvig«. Ob die Haie unter uns schon ihre Runden drehten?

Einer nach dem anderen sollte sich nun ins tiefblaue Wasser fallen lassen und an einem Seil in ungefähr 23 Meter Tiefe hinabtauchen. Unser Guide machte den Anfang, wir schauten ihm bange hinterher. Da er nicht sofort gefressen wurde, folgten wir anderen zögerlich, ich machte den Abschluss. Zeilen des Gedichts »Der Taucher« von Friedrich Schiller schwirrten mir im Kopf umher:

Allein in der gräßlichen Einsamkeit,
Tief unter dem Schall der menschlichen Rede
Bei den Ungeheuern der traurigen Öde…

Doch von wegen traurige Öde! Ich tauchte ein in eine überwältigend schöne Unterwasserwelt mit regenbogenbunten Schwämmen, Korallen, Zackenbarschen, Schnappern, Moränen und Barrakudas und süßen Nemos, also Clownfischen. Und dann kamen sie. Zuerst waren nur unheimliche schwarze Schatten auszumachen. Beim Näherkommen waren es unzweifelhaft Haie. Breite Schnauze, Haifischflosse auf dem Rücken, kalte Augen.

Ich schätzte die Länge der größeren Haie auf zwei Meter. Ungefähr so groß wie ich. Hört sich jetzt nicht so beeindruckend an, und es waren ja bloß kleine Haie, aber als so ein Tierchen auf mich zuschwamm und mich neugierig und aus der Nähe musterte, musste ich erst mal atmen. Dabei hatte der Tauchlehrer extra darauf hingewiesen, dass wir vor Aufregung nicht gleich die halbe Flasche leerhecheln sollten. Ich versuchte, mich zu beruhigen, und versammelte mich mit den anderen kniend vor einer Felswand, die uns den Rücken freihalten sollte. Inzwischen hatten sich vielleicht zwanzig der gefräßigen Räuber eingefunden, und ein paar Halbstarke unter ihnen begannen den verschlossenen Eimer zu attackieren, den der Tauchguide mitgebracht hatte. Die Haie wussten ganz genau, wo die kleinen Fische drin waren, und versuchten, ihn zu öffnen. Ungeduldig warteten sie auf ihr zweites Frühstückchen, und hin und wieder griff ein gieriges hungriges Maul den Eimer an, mit einer Schnelligkeit und Kraft, die beeindruckend waren. Doch der Eimer blieb standhaft, und frustriert drehten die Haie dann ab, wobei sie uns jedes Mal sehr nahe kamen.

Cara a Cara wird das Riff auf Spanisch genannt, von Angesicht zu Angesicht. Und das war der Moment, in dem es einem der körperpositiven Bikinimädchen zu viel wurde. In Panik drückte sie den Knopf, der ihr Tauchjackett mit Luft füllte, und schoss wie ein Sektkorken die 23 Meter senkrecht nach oben. So etwas wird als Notaufstieg bezeichnet und ist lebensgefährlichen Situationen vorbehalten. Es kann dabei zu einer lebensgefährlichen Dekompressionserkrankung mit Querschnittlähmung kommen. Nämlich dann, wenn der im Blut gelöste Stickstoff gasförmig wird und die Bläschen die feinen Blutgefäße im Gehirn und Rückenmark verstopfen. Aus einer Tiefe von 23 Metern sollte man nach einer guten halben Stunde Tauchzeit langsam auftauchen und einen zweiminütigen Dekompressionsstopp in drei Metern Tiefe einhalten. Ich blickte ihr geschockt nach und konnte nichts tun. Der Tauchguide bedeutete mir in Zeichensprache, alles okay, oben wird sich gekümmert. Vermutlich ging er davon aus, dass ihr aufgrund der kürzeren Tauchzeit nichts passieren würde und die Bootscrew ihr aus dem Wasser helfen würde.

Hier unten passierte nun allerdings etwas. Unser Tauchguide öffnete den Eimer mit den kleinen Fischen. Die Haie stürmten heran. Jeder versuchte, sich mit peitschenden Flossenschlägen in die Poleposition zu beschleunigen. Urplötzlich entstand ein gewaltiger Tumult, ein entfesselter Tornado ineinander verschlungener Körper brauste auf, und so schnell, wie das atemberaubende Naturschauspiel begonnen hatte, war es nach einer Minute auch schon wieder vorbei. Das war einfach nur Wow! Mir war ganz andächtig zumute. Eine Weile durften wir jetzt noch mit den Haien schwimmen, die deutlich entspannter waren und sich dann mit anmutigen Bewegungen langsam in das tiefe Blau verzogen. Unsere Gruppe begann aufzusteigen, einer nach dem anderen kletterte an Bord. Als ich an der Reihe war, suchte ich als Erstes nach dem Mädchen im Bikini. Erleichtert sah ich, dass sie entspannt an der Reling lehnte und sich mit Sonnenschutz eincremte.

Zurück in der Tauchbasis, konnten wir den Film kaufen, der während unseres Abenteuers unter Wasser gedreht wurde, dann ging es zurück aufs Schiff. Um achtzehn Uhr legten wir ab, und ich unterstützte meine Kollegen während der Sprechstunde. Kurz vor acht – die schwierigeren Fälle tauchen gerne um diese Zeit auf – kam das Bikinimädchen. Sie berichtete über Juckreiz, Muskel- und Gelenkschmerzen. Keine Grippe, sondern eine leichte Form einer Dekompressionserkrankung, bei der sich Stickstoffbläschen in Haut, Muskeln und Gelenken ansammeln. Weil das juckt, sagt man auch »Taucherflöhe« dazu. Wäre es ein schwerer Fall mit Bläschen im Innenohr, was zu Schwindel, Übelkeit und Erbrechen führt oder gar eine Lähmung verursachen könnte, hätten wir sie ausschiffen und zu einer tauchmedizinischen Notfallbasis mit Dekompressionskammer bringen müssen. Dort würde sie eine Sauerstoffüberdrucktherapie erhalten. Glücklicherweise war es nicht so dramatisch, und für den Augenblick blieb uns nur, sie reinen Sauerstoff atmen zu lassen und sie die Nacht über zu beobachten. Am nächsten Morgen ging es ihr wieder besser, und sie sagte strahlend: »Schade, dass ich Panik bekommen habe, es war trotzdem ein unvergessliches Erlebnis.«

Dem konnte ich nur zustimmen.

Wilde Herzen

Über Costa Rica erreichten wir Panama und die Hafenstadt Colón an der karibischen Ostseite des Landes. Hier liegt das atlantische Ende des Panamakanals, der weltberühmten künstlichen Wasserstraße, die auf einer Länge von achtzig Kilometern den Atlantik mit dem Pazifik verbindet. Die Stadt ist verarmt, die Arbeitslosenquote liegt bei 40 Prozent, Colón gilt als eine der gefährlichsten Städte der Welt. Von einem Besuch auf eigene

Faust wird dringend abgeraten. Ohnehin gibt es nicht viel zu sehen außer Armut und verfallener Stadtteile. Auch Tigerente und Bär hätten um diese Stadt wahrscheinlich einen großen Bogen geschlagen. Kreuzfahrtschiffe machen hier nur fest, um den Gästen einen Transit nach Panama Ciudad zu ermöglichen, das 75 Kilometer entfernt liegt, am Pazifik. Im Reisebus saß ich neben einem jungen Mann von der Fahrrad-Ausflugsabteilung, ein Biker, wie wir an Bord sagen. Er hieß William, war aus Schottland, neunzehn Jahre alt und ein Hüne von einem Burschen. Unter den kurzen Ärmeln seiner *Shore Excursion Uniform* schauten braun gebrannte muskulöse Arme und Beine heraus, und das Trikot platzte fast über der Brustmuskulatur.

»Du kennst dich doch mit dem Herzen aus?«, sprach er mich an, und ich bejahte.

»Ich habe neulich mal gelesen, dass beim Mann der Penis die Antenne des Herzens ist. Aber meine hat manchmal eine Funkstörung. Kannst du mir ein Potenzmittel verschreiben?«

Wie bitte? Kurz glaubte ich, mich verhört zu haben. Aber im Gegensatz zu älteren Männern haben Junge offenbar weniger Probleme, »darüber« zu reden. Aber das war schon ein sehr steiler Einstieg in ein subtiles Thema. Und wozu sollte so ein Prachtkerl Potenzmittel brauchen? In dem Alter badet man doch in Testosteron.

»Viagra? Warum?«, fragte ich.

»Ich habe eine neue Freundin, und wir sind echt heiß aufeinander, wir lieben uns sehr.«

»Schön!«

»Ja, aber ich kann nicht *immer*, und die ganze Zeit habe ich auch nicht Lust. Ich möchte auch mal nur reden.«

»Das trifft sich gut«, antwortete ich: »Lass uns mal reden.«

Es war das erste Mal, dass ich von einem gesunden, jungen, muskelbepackten Mann um dieses Rezept gebeten wurde, und natürlich interessierten mich die Hintergründe. Es stellte sich heraus, dass William glaubte, er müsse eine sexuelle Performance hinlegen wie ein Deckhengst. Wie man es eben im Internet sehen kann. Dass die Darsteller der Pornoindustrie oft unter aufputschenden Drogen stehen und mit Potenzmitteln bis zum Anschlag gedopt sind, wusste er nicht. Er verglich sich mit ihnen und fühlte sich unter Druck gesetzt von dem, was er glaubte leisten zu müssen. Das erzeugte Versagensängste, die auch zum Versagen führten. Er hörte mir konzentriert zu und nickte dann nachdenklich: »Du meinst, Stress und Sex sind kein gutes Team?«

»Stress ist die beste Penisbremse, die es gibt«, stimmte ich zu. Dann erkundigte ich mich, was seine Freundin über Sex denke.

»Hm«, er dachte nach. »Das weiß ich ehrlich gesagt nicht, ich traue mich nicht, das anzusprechen, und Mia zieht mich immer gleich auf die Matratze …«

Leistungsdruck beim Matratzensport haben nicht nur Jungs, sondern auch junge Frauen, die sich ebenfalls vergleichen und ihrem Adonis eine unentwegt spaßmachende Geliebte sein wollen. Woher ich das weiß? Weil ich den meisten Patienten eine Frage stelle: »Wieso haben Sie das?«

Ich frage das auch, wenn eine junge Frau zu mir kommt mit Brennen beim Wasserlassen, also einer mutmaßlichen Blasenentzündung. Es genügt nicht, ein Antibiotikum über den Tresen zu schieben mit der Empfehlung, viel zu trinken. Ursachenforschung und Aufklärung sind genauso wichtig. Die Harnröhre der Frau ist sehr kurz und dem Scheideneingang sehr nahe. Bei vermehrter sexueller Aktivität können Bakterien leicht in die Blase vordringen und sich dort vermehren. Das Phänomen ist seit Beginn des 20. Jahrhunderts als Honeymoon-Zystitis bekannt, als die Blasenentzündung der Flitterwochen. Im mittlerweile 21. Jahrhundert ist das Thema Sex der Dauerbrenner einer komplett durchsexualisierten Gesellschaft. Leider glauben gerade junge Menschen, sie müssten nachstellen, was von der Sexindustrie medial inszeniert wird.

Ich gab William den Rat: »Sprich mit deiner Freundin darüber! Vielleicht ergeht es ihr wie dir?«

»Meinst du echt?«

»Ja, ganz echt!«

»Das wär ein Ding!« Er hob die Hand, und wir klatschen uns ab. *Gimme five.*

Unsere Crew stammt aus über vierzig Nationen, und oft sind die jungen Leute gerade mal achtzehn oder neunzehn Jahre alt. In vielen Kulturen ist es nicht selbstverständlich, dass junge Menschen lernen, über Sex zu reden, und überhaupt ist es ein Alter, in dem viele ihre Bedürfnisse noch gar nicht so recht kennengelernt haben. Nicht wenige verlassen das erste Mal ihr Dorf oder ihre kleine Stadt und leben und arbeiten dann plötzlich auf einem Schiff, zusammen mit vielen anderen, auf engstem Raum. Sie wollen sich beweisen wie in einem Dschungelcamp, in einem Alter, in dem die Hormone jede Hochwassermarke reißen. Nun könnte man meinen, dass so viele Hormone auch für viele Probleme sorgen. Sexuelle Belästigung, Nötigung, Diskriminierung oder gar Gewalt sind in der Crew jedoch äußerst selten. Das liegt auch daran, dass jedes Crewmitglied ein Seminar in Sachen kulturelle Diversität und Flirtverhalten besuchen muss, einen kulturanthropologischen Crashkurs. Für den heißblütigen Brasilianer ist es möglicherweise »normal«, seine Gefühle deutlicher zu zeigen, als seiner Angebeteten nur schöne Augen zu machen. Kommt diese aus einem anderen Kulturkreis, ist zum Beispiel Hinduistin – manche von ihnen tragen ein Bindi, einen roten Punkt auf der Stirn –, könnte sie ein solch offensives Verhalten schockieren. Vielleicht findet sie es aber auch total aufregend und spannend.

Es kommt also darauf an! Nämlich darauf, ob das Verhalten bei dem Menschen der Sehnsucht erwünscht ist oder eben nicht. Ist es unerwünscht und fühlt sich ein Crewmitglied belästigt, dann ist der Tatbestand der sexuellen Belästigung eingetreten. Diesbezüglich gilt an Bord, ebenso wie für übermäßigen Alkoholkonsum und alle Arten von Drogen, eine Nulltoleranzstrategie. Was als Übergriff empfunden wird, kommt zur Anzeige, wird untersucht, und es droht der sofortige Verweis vom Schiff. Im Falle von Nötigung und Schlimmerem wird im nächsten Hafen die Polizei eingeschaltet. Damit es nicht so endet, müssen unsere Crewmitglieder präventiv lernen, dass die eigene Kultur nicht das Maß aller Dinge ist. Im besten Falle weckt das die Neugierde, schafft Verständnis, gibt Raum für Toleranz, und manchmal entsteht aus Zuneigung auch Liebe.

Manche Zyniker sind der Meinung, es gäbe keine wahre Liebe auf dem Schiff. Das war mit das Erste, was ich von einem Ausbilder während der zweiwöchigen maritimen Sicherheitsausbildung, die ich vor einigen Jahren absolvierte, hörte. Es gebe kein Relation*ship*, worunter er wohl nicht ernsthafte Beziehungen verstand, sondern nur Situation*ship*, also eine mehr situative Liebe, bei der sich die Partner auch mögen, aber nicht festlegen. Nach einigen Jahren auf See würde ich sagen, er hatte keine Ahnung. Meiner Beobachtung nach gibt es sehr wohl die große Liebe an Bord und immer wieder auch Verlobungen und Hochzeiten unter Crewmitgliedern. Und Situation*ships* eben auch. Ihnen ist eine Love to go lieber als eine festgezimmerte Beziehungskiste.

Irgendwo habe ich einmal gehört, *Wilde Herzen brechen nicht, wilde Herzen brennen.* Damit nichts anbrennt, hat die Crew jederzeit Zugang zu Kondomen, und falls doch einmal nicht verhütet wird, haben wir im Hospital sowohl Schwangerschaftstests als auch die Pille danach. Letzteres brauchen wir sehr selten, die jungen Menschen gehen sehr verantwortungsvoll mit der Liebe um.

Williams wildes Herz brannte dafür, eine Werkstatt für Fahrräder nebst Laden zu eröffnen, und er jobbte als Fahrradexperte, um sich ein Startkapital zu verdienen. »So lerne ich, mit Leuten umzugehen, andere Sprachen und wie man Räder repariert.« Seine Freundin Mia wollte auf ihrer philippinischen Heimatinsel einen Rollerverleih eröffnen. »Ich mag ja lieber Fahrräder und ökologische Antriebe. Aber wir beide lieben alles, was zwei Räder hat, Wind in den Haaren und Sand an den Füßen. Das ist doch schon mal ein Anfang, oder?«

»Besser geht's nicht«, stimmte ich zu, »nur über das Tandemfahren dürft ihr euch noch mal unterhalten.«

»Abgemacht«, sagte er nachdenklich.

Unser Bus bog auf den Parkplatz des Besucherzentrums Panamakanal ein. Mein Bubenherz brannte darauf, die gewaltigen Miraflores-Schleusen des Panamakanals endlich mit eigenen Augen zu sehen. Hier werden die einfahrenden Ozeanriesen je nach Wasserstand und Tide um dreizehn bis fast zwanzig Meter angehoben oder abgesenkt. Auch hier kommt es darauf an. Nämlich darauf, in welche Richtung die Reise geht, Atlantik oder Pazifik. Und genau wie in Onkel Josefs Bildband konnten die Lokomotiven der Treidelbahn, welche die Schiffe schleppen, steile Rampen mit bis zu 45 Grad Steigung hinauf- und hinunterfahren und Seeschiffe von einer Schleusenkammer in die nächste ziehen. Spektakulär! Ich konnte mich gar nicht sattsehen. Und in zwölf Kilometern Entfernung konnte ich sogar die Puente de las Américas ausmachen, die gewaltige Brücke der Amerikas, die Mittel- und Südamerika verbindet. Was für ein Anblick! Ich war glücklich.

Auf der Rückfahrt unterhielt ich mich mit William über Fahrräder, Gäste, Trinkgeld und darüber, dass viele Crewmitglieder sich sehr über Letzteres freuen, weil es ihnen hilft, ihre Familien oder das Studium des Bruders oder der Schwester zu unterstützen. Dafür müssen sie hart arbeiten, und doch beklagen sich die wenigsten. Sie sind froh, einen Job zu haben, deshalb sind sie ja auf dem Schiff. Aber natürlich auch, um die Welt, deren Kulturen und die Liebe kennenzulernen. Und um zu feiern.

»Magst du übermorgen nicht zu unserer Abschiedsparty in die Crewbar kommen, ich lade dich auf ein Bier ein?«, fragte mich William, als der Bus bei Colón die Schnellstraße verließ und in der Ferne schon die *Mein Schiff* sichtbar wurde. »Klar«, sagte ich, »ich komme gern.«

Hühnersuppe

In Cartagena besuchte ich die Grabstäte von Gabriel García Márquez. Sein Werk wird dem Magischen Realismus zugeordnet, weil sich in seinen Erzählungen seltsame Begebenheiten ereignen, die niemand so richtig erklären kann. Weil er das Leben als etwas Großartiges und Wundersames beschreibt und seine Literatur der Geschichte und den Menschen Kolumbiens eine Stimme gibt, wird der Literaturnobelpreisträger von den Kolumbianern sehr verehrt, sie nennen ihn zärtlich Gabo. Seine Ruhestätte liegt im Innenhof des ehemaligen Klosters La Merced, heute ein Teil der Universität, und in den umliegenden Kreuzgängen waren einige Exponate seiner letzten Reise ausgestellt. Darunter auch eine Sonderausgabe der größten kolumbianischen Tageszeitung *El Tiempo,* mit dem Titel »Adiós Gabo«. »Adiós Gabo« sagte auch ich und legte einen kleinen Stein neben seine Büste.

Dann ließ ich mich mit dem Taxi zum Mercado de Bazuro bringen, der in Sichtweite zum superschicken, hochmodernen

Kreuzfahrtterminal liegt und doch in einer anderen Welt. Keine Touristenattraktion im üblichen Sinne, sondern Kolumbien pur. Ein Dschungel an Waren, feilgeboten unter rostigem Wellblech und auf schmierigem Boden. Hier gibt es alles, was der Mensch brauchen kann: Socken, billige Stereoanlagen, Fleisch von sämtlichen Tieren, die man essen kann, Berge von Bananen in allen Reifegraden und Krümmungen, Spielzeug und Waffen. Hier wollt ich Ajiaco essen, das kolumbianische Nationalgericht, eine Art Hühnerfrikassee mit dreierlei Kartoffelsorten. Guascas, bei uns gleichermaßen als Franzosenkraut und Unkraut bekannt, soll ihm seine spezielle Würze und den leicht grasigen Geschmack geben.

Primitive Essensbuden gab es überall, doch wo ich auch fragte, niemand bot Ajiaco feil. Immer tiefer geriet ich in den Sog des labyrinthischen Marktes, und bald schon wusste ich nicht mehr, wo ich bin und von wo ich herkam. Für Gabo hatte ich mich schick gemacht, doch hier war ich in meinem weiß gebügelten Leinenhemd und meinen hellen Wildledermokassins schlicht overdressed. Die meisten Menschen trugen einfachste Kleidung, und manche auch nur Lumpen. Beinahe wäre ich über einen am Boden kauernden Verkäufer gestolpert, der rostige und reparierte Fahrradklingeln anbot. Dabei klingelte er unermüdlich um die Aufmerksamkeit möglicher Käufer. Ich hatte ihn überhört, meine Konzentration ließ allmählich nach, der Hunger nagte, ich wurde zittrig und musste was essen. Also setzte ich mich an den nächstbesten Stand, eine primitive Hütte, in der zwei Frauen Suppe kochten aus Hühnerhälsen, Füßen und Innereien. Es sah sauber aus, und wenn es um Essen und neue Erfahrungen geht, bin ich nicht zimperlich. Eine der beiden dunkelhäutigen Mamas fragte mich, was ich wollte, und ich deutete auf den Topf. Sie nickte, nahm eine große Plastikschale und gab zwei große Kellen der braunen Brühe hinein. Sie schmeckte köstlich, und zufrieden lutschte ich an meiner Hühnerkralle, als sich ein Mann neben mich setzte. Ich blickte hinüber, und kalter Schauer strömte mir durchs Gebein. Dieser Typ hatte einen lebensechten Totenkopf in sein Gesicht tätowiert. Und er bestellte die gleiche Suppe wie ich.

Heilige Scheiße, dachte ich bei mir, aus der Nummer kommst du nicht mehr raus, am besten gibst du ihm alles, was du hast. Vielleicht lässt er dich dann ziehen, und du landest nicht ermordet und verscharrt in einem Müllhaufen irgendwo hinter dem Markt. Ich hielt den Kopf gesenkt und starrte in meine Suppe, der Hunger war mir vergangen. Aus den Augenwinkeln beobachtete ich den Totenkopf. Die Köchin stellte auch ihm eine dampfende Schüssel Innereienbrühe hin, und während er mit der rechten Hand anfing zu löffeln, fasste er mit der linken ganz langsam in die hintere Hosentasche seiner Jeans.

Jetzt holt er das Messer raus, dachte ich und wurde kaltschweißig. Als die Hand wieder zum Vorschein kam, lag darin kein Klappmesser, sondern ein Smartphone neuester Generation. Okay, er informiert seine Komplizen, schoss es mir durch den Kopf, die lauern dir irgendwo auf.

Als Nächstes öffnete er Instagram, und auf dem Display erschienen Reels (Kurzvideos) von Menschen, deren Gesichter ebenfalls tätowiert waren. Die bevorzugte Tintenmaske der meisten war zoologisch inspiriert: schwarze Panther, Spinnen, Wölfe und dergleichen. Einen Totenschädel hatte nur einer, und der saß neben mir.

Langsam wendete er mir seinen Kopf zu. Er hatte bemerkt, dass ich auf sein Handy starrte. In seinem Gesicht, wenn man das so nennen kann, erschien ein zugewandtes Lächeln, und er sagte auf sein Smartphone deutend: »Te gusta?«, gefällt es dir? Dann legte er den Löffel hin, reichte mir die Hand und sagte: »Ich heiße Mortimer«. Sein Händedruck war kühl, verbindlich und nicht unangenehm.

»Reinhard«, antwortete ich, reichte ihm ebenfalls die Hand und log dann so sehr, dass es ein Wunder war, dass ich nicht gleich tot umfiel: »Schön, dich zu treffen.«

Prüfend sah er mich an, eine kurze Pause entstand, dann nickte er, ließ meine Hand los und wandte sich wieder seiner digitalen Peergroup zu. Als er seine Suppe gelöffelt hatte, legte er ein paar Pesos auf den Tisch, klopfte mir freundlich auf die Schulter, sagte: »Nos vemos«, wir sehen uns, und verschwand im Gewimmel des Marktes. Ich schluckte einen großen Kloß hinunter, der nicht in der Suppe geschwommen war, und dachte: Hoffentlich nicht.

»No sabe bien?«, schmeckt es nicht, fragte mich nun die Wirtin, als sie sah, dass meine Suppenschale immer noch halb voll war. »Sabe bien, sabe bien«, schmeckt gut, schmeckt gut, beeilte ich mich zu versichern. Meine Beinahehenkersmahlzeit schmeckte jetzt tatsächlich noch viel besser. Dann legte ich einen kleinen Schein auf den Tisch und bedeutete, dass es so stimme. Mit einem breiten Lächeln bedankte sie sich und wies mir den Weg zur Hauptstraße, wo ich ein Taxi rief. Innerlich zitterte ich immer noch. Die seltsame Begegnung mit Mortimer ging mir auch im Taxi noch eine Weile nach, und ich betrachtete die Hand, die ich ihm gegeben hatte.

Adiós Adi

Es war kurz vor zwei Uhr morgens, die Stimmung in der Crewbar hatte ihren Siedepunkt erreicht. Gleich würden die Lichter angehen und die Party beenden. Als gäbe es kein Morgen, tanzten alle wild durcheinander, und überall sah man Leute, die sich herzten und Abschied nahmen. Fast einhundert Crewmitglieder würden morgen in La Romana in aller Frühe das Schiff verlassen und hatten weite Interkontinentalflüge in alle Erdteile vor sich. Nach sechs, acht oder neun Monaten an Bord endlich nach Hause!

Ich stand mit William an der Bar, als plötzlich Unruhe auf der anderen Seite des Raumes entstand und Schreie zu hören waren. In einer Ecke hatte sich eine Menschentraube gebildet, und ich trat hinzu. Bereitwillig machte man mir Platz. Auf dem Boden lag ein etwa vierzigjähriger Asiate. Ich sprach ihn an, doch er lallte nur undeutliche Worte.

»Where are my kids«, wo sind meine Kinder, meinte ich zu verstehen.

Vielleicht hat er ein bisschen zu viel getrunken, dachte ich und sprach ihn nochmals an. Kurz öffnete er die Augen, aber er sah durch mich hindurch. Dann schloss er sie wieder. Ich tätschelte sein Gesicht. Keine Reaktion. Mit den Fingerknöcheln rieb ich an seinem Brustbein, das ist ein gemeiner Schmerzreiz, mit dem Notärzte herausfinden, wie tief eine Bewusstseinsstörung ist. Er riss die Arme hoch und wehrte sich ungezielt, dann erkannte er mich und stöhnte: »Stop it, Doc!«, hör auf, Doc!

Die Musik war aus, kaltes Neonlicht an, bedrücktes Schweigen, vereinzelt Getuschel und Flüstern. Nurse Joachim, der ebenfalls unter den Feiernden war, kniete nun auch neben dem Patienten und fühlte seinen Puls.

»Langsam, aber kräftig«, sagte er und öffnete dann den Mund des Patienten. »Der Atemweg ist frei«, meldete er, und man sah auch, dass sich sein Brustkorb ruhig hob und senkte. Weitere Verletzungen konnten wir nicht erkennen.

»Ruf die Brücke an und löse einen Starcode aus«, sagte ich zu Joachim, »der Patient hat eine schwere Bewusstseinsstörung, wir bringen ihn ins Hospital.«

Eine weinende Frau tippte mir auf die Schulter »Ich bin Adis Cousine. Können Sie ihn bitte auf seine Kabine bringen? Ich kümmere mich dann um ihn. Bitte! Und Doctor, er hat bestimmt nicht zu viel getrunken!«

Wie nett, dachte ich. Sie will ihren Cousin schützen. Wenn jemand in der Crewbar zu Boden geht, denkt jeder zuerst an Alkohol.

»Er macht nicht den Eindruck, als ob er total voll wäre«, meinte Joachim, und ich stimmte zu, er hatte keine Fahne. Noch einmal sprach ich ihn an und schüttelte ihn kräftig. Diesmal zeigte er keinerlei Reaktion.

Das Notfallteam war eingetroffen, und wir schlossen den Patienten an den Monitor an. Der Blutdruck war niedrig, bei 100 zu 70 mmHg, Herzfrequenz und Sauerstoffsättigung lagen im Normbereich. Auch das EKG unauffällig. Adis Pupillen waren gleich weit und verengten sich nur zögerlich auf einen Lichtreiz mit der Pupillenleuchte. Und er hatte eingenässt. Gut möglich, dass er einen Krampfanfall hatte. Auf die Zunge gebissen, was typisch für einen solchen Anfall wäre, hatte er sich jedoch nicht.

Während meine Kollegen den üblichen intravenösen Zugang legten und Adi auf die Trage hoben, fragte ich in die Runde, wer etwas Ungewöhnliches beobachtet habe: »Hat er sich geschüttelt und gekrampft? Ist er hart auf den Kopf gefallen?«

Niemand hatte so etwas bemerkt. Ein Mädchen aus dem Kids Club sagte, sie habe gesehen, wie Adi vom Hocker geglitten sei: »Richtig schlimm gestürzt ist er nicht.«

»Hat er Alkohol getrunken?«, fragte ich sie.

»Vielleicht hat er ein bisschen mehr als sonst getrunken«, mischte sich nun wieder seine Cousine ein. »Viel trinkt er nie. Aber ich weiß, dass er zuvor mit seiner Frau telefoniert und sich über irgendetwas aufgeregt hat. Einer seiner beiden Jungs hat zu Hause wohl die Hühner rausgelassen, und ein paar sind in die Reisfelder entwischt.« Zaghaft berührte sie meinen Unterarm: »Adi ist mein bester Freund hier. Der beste, den es gibt.«

Einige der Umstehenden nickten. Ich kannte Adi nicht, er war noch nie im Bordhospital gewesen. Jetzt erfuhr ich, dass er als Decksmann arbeitete. Einer von den Männern, die bei jedem Wind und Wetter im blauen Overall draußen sind und sich um alles kümmern, was es auf den Decks zu tun gibt: Instandhaltung der Rettungsboote, Abspritzen der Balkone, entrosten und streichen. Grundsätzlich immer mit cooler Sonnenbrille, die vor UV-Strahlung schützt, aber auch der Dresscode ist, wenn die Sonne flüssig scheint. Als wir die Crewbar verließen, war er plötzlich wieder wacher und blickte sich um. »Was zur Hölle macht ihr mit mir?«, sagte er und war dann wieder weit weg.

Im Hospital nahmen wir Blut ab, und während ich auf die Analyseergebnisse wartete, machte ich Ultraschalluntersuchungen der beiden Halsschlagadern, der großen Körperschlagader und auch des Herzens, fand jedoch nichts Auffälliges. Nurse Maxi kam mit den Laborergebnissen in den abgedunkelten Raum: Eine hohe Anzahl weißer Blutkörperchen und extrem stark erhöhte D-Dimere, was darauf hinwies, dass die Blutgerinnung aktiviert war. Das würde zu einer Lungenembolie passen oder, zusammen mit seinen bisher immer wieder wechselnden Bewusstseinszuständen, einer Gehirnblutung. Herr im Himmel, dachte ich, lass es nicht wahr sein!

Während Adi anfangs noch immer mal ein Wort gesagt oder sich bewegt hatte, lag er nun tief atmend und ganz still da. In eigentümlichem Kontrast dazu zeigten sich am Monitor gehäuft Extraschläge des Herzens, sogenannte ventrikuläre Extrasystolen. Noch einmal machten wir ein großes EKG, und was ich nun sah, war grauenhaft. Eindeutig waren Zeichen eines schweren Herzinfarkts erkennbar. Nun war ich mir sicher: Er hatte eine Subarachnoidalblutung. Eine bestimmte Art von Hirnblutung, deren Ursache eine ballonartige Aussackung einer Hirnarterie ist, die sich langsam, unbemerkt und schmerzlos über Jahre bildet und immer größer wird. Bis sie eines Tages platzt und wie eine lautlose Bombe das Gehirn zerstört. Das Besondere ist, dass dies auch zu einer Minderdurchblutung des Herzens führt. Beide Organe, Herz und Gehirn, der König und die Königin unserer Organe, sind sehr intim miteinander verbunden. Wenn es dem einem nicht gut geht, dann leidet auch die andere. Im EKG sieht es aus wie bei einem Infarkt, es ist jedoch keiner, jedenfalls nicht im klassischen Sinne, verursacht durch Arterienverkalkung. Häufig haben die Patienten mit Subarachnoidalblutung fürchterliche Kopfschmerzen, das ist ein Leitsymptom und macht die Diagnose einfacher.

Doch im echten Leben ist nicht immer alles wie im Lehrbuch, und auch Ärzte irren. Zwei Jahre davor hatte ich als Notarzt einen ähnlichen Fall behandelt – auf Herzinfarkt. Diesmal wusste ich es besser. Und auch, dass Adi sich in einem akut lebensbedrohlichen Zustand befand. Die Subarachnoidalblutung ist tödlich, wie der Biss einer Kobra. Auch bei bester medizinischer Versorgung nach westlichen Standards stirbt ein Viertel der Patienten sofort oder auf dem Weg ins Krankenhaus, die Hälfte innerhalb von dreißig Tagen. Wer überlebt, wird oft zum schweren Pflegefall.

Ich informierte den Kapitän, dass wir einen Helikopter für einen Transport in eine Neurochirurgie benötigten, die nicht nur Bandscheibenvorfälle der Wirbelsäule operieren konnte, sondern Erfahrungen mit Hirnblutungen hatte.

»Ich sehe, was ich tun kann, bin aber nicht sehr optimistisch. Wir können schneller fahren, dann sind wir in einer Stunde in La Romana.«

Ob es dort eine Klinik mit der Möglichkeit zur Trepanation, einer Eröffnung des Schädels zur Druckentlastung und Blutstillung, gab, bezweifelte ich. Dabei ist Mittel- und Südamerika eine der Wiegen der Neurochirurgie. Einer aktuellen anthropologischen Studie zufolge hatten die Inkas in Peru bereits 400 Jahre vor Christi Geburt herausragende Hirnchirurgen und deren Patienten hohe Überlebens- und geringe Infektionsraten. Die untersuchten Schädel gehörten überwiegend zu jungen Männern die Schädel-Hirn-Traumata infolge von Kriegsverletzungen erlitten hatten. Die Ärzte schabten sich Millimeter für Millimeter durch den Knochen und schufen ein kleines Loch, durch den das Blut abfließen konnte. Und die Narkose? Maisbier und pflanzliche Drogen.

Adis Herz begann plötzlich zu flimmern, wir mussten ihn mehrfach defibrillieren, und jedes Mal zuckte der ganze Körper. Zögerlich begann sein Herz noch einmal zu schlagen, dafür hörte er auf zu atmen. Wir intubierten ihn und beatmeten ihn künstlich. In den nächsten fünfzehn Minuten wurde Adis Herzschlag stetig langsamer; auch die steigende Gabe von Adrenalin machte es nicht schneller. Wir versuchten es mit einem äußeren Herzschrittmacher, den wir auf seinen Brustkorb klebten. Vergeblich. Als der befürchtete Herzstillstand eintrat, begannen wir mit Wiederbelebungsmaßnahmen.

Immer wieder fragte ich mich und mein Team, was wir noch tun könnten. Immer wieder – doch es gab nichts. Wir waren absolut machtlos. Der Kapitän meldete sich mit der Nachricht, dass es kein verfügbares Rettungsmittel gebe, aber wir seien bald da. »Danke«, sagte ich, legte auf und schrie mir meine Verzweiflung aus dem Leib: »Wo da? Wir sind am Arsch. Er stirbt uns unter den Händen!«

Wenn es doch eine Hilfe gäbe, wir würden auch mitfahren. Schon oft haben wir einen Schwerstkranken in eine Klinik begleitet, wenn kein Notarzt verfügbar war, in einem klapprigen Krankenwagen und mit unserem gesamten Equipment, über Stock und Stein, und das Schiff hatte gewartet. Doch hier konnten wir nichts tun, außer auf ein Wunder zu hoffen. Alle unsere Versuche, das Herz wiederzubeleben, scheiterten. Nach über eineinhalb Stunden Herzdruckmassage wusste ich, dass wir Adi verloren hatten – seine Pupillen waren weit und lichtstarr. Adi hatte seine letzte Reise angetreten.

Wir sehen uns auf der nächsten Welle

An den vertrauten Vibrationen des Schiffs erkannte ich, dass wir anlegten, so wie immer. Doch würde es nie wieder wie immer sein. Einer von uns stand nicht mehr an Deck. Ein solcher Tod ohne Ankündigung ist schwer zu akzeptieren. Oder hatte es eine gegeben, die ich nicht verstanden hatte?

Es war, als hätte sich ein Leichentuch über die Stimmung der Crew gelegt. Alle wirkten bedrückt, von der üblichen Fröhlichkeit und Lebhaftigkeit auf der »Autobahn«, der Straße der Nationen auf Deck 2, war nichts mehr zu spüren. Viele stellten sich vielleicht auch vor, wie das wäre, wenn es sie getroffen hätte. Fern der Heimat zu sterben, allein und ohne Familie. Von seiner Frau und seinen Söhnen hatte er sich vor acht Monaten verabschiedet und sicher viele Träume im Gepäck. In einem Sarg würde er nun zurückkehren. Seine beiden Buben würden ihren Vater nicht mehr wiedersehen. Sicherlich würden sie sich fragen, wo er hingegangen ist?

Für den nächsten Tag lud der Kapitän die gesamte Crew zu einer Trauerfeier ins große Theater ein, kein Platz blieb frei. Viele trugen das Crew-T-Shirt mit dem Aufdruck *One Fleet, One Crew*, eine Flotte, eine Crew. Auf dem Schiff und fern der Heimat sind wir wie eine Familie. Wir sitzen alle in einem Boot.

Adis Bild war bühnenfüllend eingeblendet, und der Kapitän salutierte vor ihm. Der Verstorbene war ein begeisterter Wellenreiter und Surfer. Unter sein Bild waren die Worte projiziert: *See you on the next wave*, wir sehen uns auf der nächsten Welle.

Ein rührender Abschiedsgruß, der in der Tiefe eine Wahrheit enthielt, die den meisten Anwesenden wohl nicht bewusst war. Nicht nur die Natur des Meeres, sondern auch die aller Existenz ist wellenförmig. Licht sowie die kleinsten Teilchen aller Materie, sogenannte Quanten, sind wellenförmig. Die Quantenphysiker Lukas Neumeier und James Douglas beschreiben in *Quantenphysik für Hippies* (2019) daher Leben und Tod als koexistierende Möglichkeiten einer einzigen Welle, die man nicht weiter teilen kann. Vielleicht kann man es auch so sagen: Lebende können sich innerlich tot fühlen, und Tote können in unseren Herzen lebendig bleiben. Es ist eine Frage des Bewusstseins. Und das kann seine Gestalt verändern und durch die Welle des Seins fließen.

Ein Leben geht, ein anderes kommt. Ein Arzt für jede Welle. Einige Tage später kam eine dreißigjährige Dame in die Sprechstunde und klagte über einen gespannten Bauch und Unwohlsein. Ich untersuchte sie gründlich und fand das Bäuchlein, basierend auf meinen Erfahrungen als Student in Bangkok, auch schon leicht … kugelig. Also machte ich einen Ultraschall und sah ein kleines Herz schlagen. Ich blickte sie an, und sie blickte mich an.

»Was ist? Ist es etwas Schlimmes?«, fragte sie.

»Da schlägt ein Herz«, sagte ich.

»Mein Herz ist doch nicht im Bauch!«

»Ihres nicht, aber ein anderes …«

»Nein!«

»Doch!«

»Das ist unmöglich.«

»Weshalb?«

»Mein Gynäkologe hat mir gesagt, ich könne nicht schwanger werden. Unzählige Male haben mein Mann und ich es versucht und uns nun damit abgefunden, dass es nicht sein soll.«

Nun bin ich kein Gynäkologe, aber ich kenne mich mit Herzen aus. Also drehte ich ihr den Monitor zu, vergrößerte das kleine Herz, soweit es das Gerät zuließ, und fragte: »Und was ist das?«

»Ein Herz?«

Ich nickte. Tränen stiegen ihr in die Augen, und sie bat mich, ihren Mann zu holen, der im Wartezimmer saß. Beide waren überglücklich und erzählten mir, wie schmerzhaft es war, diesen Wunsch loszulassen – und nun das! Ich freute mich mit ihnen, und wieder einmal wurde mir bewusst: Wunder passieren oft dann, wenn wir sie am wenigsten erwarten.

Das Wunder von Civitavecchia

Als ich seinerzeit im Hafen von Civitavecchia die *Mein Schiff 1* betrat, ahnte ich nicht, was mich erwarten würde und wie sehr sich mein Leben ändern würde. Aber da war diese tiefe innere Gewissheit, angekommen zu sein. Gerade so, als wäre mein ganzes vorheriges Leben auf diesen Moment zugelaufen. Und dann ging die Reise weiter. Seither bin ich auf allen Routen der *Mein Schiff*-Flotte zu Hause.

Fünf Jahre später kehrte ich mit der *Mein Schiff 4* wieder nach Civitavecchia zurück, und von Deck 12 bot die Stadt den gleichen tristen Anblick wie beim ersten Mal. Mindestens drei weitere Kreuzfahrtriesen lagen am Terminal Amerigo Vespucci, und mehrere Tausend Gäste würden auch heute die Schiffe verlassen und mit Bussen, der Bahn oder einem Taxi nach Rom pilgern, um die Spanische Treppe, den Vatikan oder den Trevi-Brunnen zu besichtigen.

Meine Reise würde übermorgen in Barcelona enden. Danach würde ich nach Hause fliegen. Weil es mein freier Tag war und der neue Doktor erst für den Nachmittag erwartet wurde, beschloss ich, einen morgendlichen Spaziergang entlang der endlosen Betonpier und vorbei an den schwimmenden Raumschiffen nach Civitavecchia City zu machen.

Zuvor recherchierte ich bei einer Tasse Morgenkaffee, was es zu sehen gäbe, und es war nicht viel. Hätte mich auch gewundert, dachte ich mir.

Immerhin, ein Wunder war hier geschehen. Im Jahre 1995, am Fest Marie Lichtmess, weinte eine fünfzig Zentimeter hohe

Madonna aus weißem Gips blutig rote Tränen. Sie stand im Garten ihres Besitzers, eines Elektrikers. Nicht nur einmal, sondern immer wieder weinte die Madonna, und Dutzende Besucher sahen das »Wunder von Civitavecchia« mit eigenen Augen.

Die Nachricht verbreitete sich schneller als ein Virus und machte weltweit Schlagzeilen. Bald gab es mehr Übertragungswagen von Fernsehsendern in der Stadt, als Schiffe im Hafen lagen, und Bischof Girolamo Grillo erklärte der Weltpresse, er habe das Blut sogar an seinen Händen gehabt und sei sich deshalb sicher: Die Bluttränen sind echt! Mitgebracht hatte die Minimadonna der örtliche Priester von einer Wallfahrt zum bosnischen Wallfahrtsort Medjugorje. Es war der kommunistische Bürgermeister, der erkannte, dass das Madonnenblut die klamme Stadtkasse wieder flüssig machen könnte. Schließlich sind mit Blut immer gute Geschäfte zu machen, sei es bei Wundern oder medizinischen Blutprodukten. Blut gehört immerhin zu den zehn teuersten Flüssigkeiten der Welt.

Tausende Gläubige kamen alsbald in die vergessene Hafenstadt mit der hohen Arbeitslosenquote nordwestlich von Rom und versprachen wirtschaftlichen Aufschwung. Doch die Abteilung für Wunder im Vatikan war skeptisch, die Staatsanwaltschaft witterte gar Arglist, und so wurde die knapp fünfzig Zentimeter hohe Gipsmadonna beschlagnahmt und sorgfältig untersucht, sogar eine Computertomografie wurde angefertigt. Zur Verwunderung der Untersucher fanden sie keine Hohlräume und technische Tränendrüsen. DNA-Analysen ergaben aber, dass das Madonnenblut menschlich war, und genetisch männlich. Entweder war das Wunder also ein raffinierter Betrug oder die Madonna Transgender? Nicht geklärt wurde auch die Frage, ob Madonnen menschliches oder göttliches Blut haben. Vielleicht wird das noch in der Kurie diskutiert, gutgläubige Katholiken anlocken kann man damit nicht. Die Sache geriet so schnell in

Vergessenheit, wie sie aufgekocht war. *Don Camillo und Peppone*-City sank zurück in sein irdisches Dasein als triste Hafenstadt, an welcher die Besucher-, Blut- und Geldströme vorbeifließen nach Rom.

Über die Gangway verließ ich die *Mein Schiff 4* und machte mich auf den Weg. Am Ausgang des Hafens kam ich am Forte Michelangelo vorbei. Es heißt so, weil der gleichnamige Maler, Bildhauer und Baumeister im 16. Jahrhundert an der Fertigstellung der Festung, die dem Schutz gegen Piraten dienen sollte, beteiligt war. Sie ist so massiv und hässlich wie die moderne Betonpier. Voller Vorurteile betrat ich das Innere der alten Stadt und, oh Wunder, augenblicklich fühlte ich mich wie in dem Film *La Dolce Vita* von Federico Fellini, inmitten einer prallen Lebendigkeit italienischen Lebens, wie ich es hier niemals erwartet hätte. In der Markthalle türmte sich, was Land und Meer zu bieten hatten, und mir wurde der Mund wässrig. Ganz am Rande entdeckte ich einen winzigen Stand, nur ein Tischchen, darauf eine offene Tupperdose und eine Kasse. Darunter verschlief ein mittelgroßer brauner Hund den Vormittag. Neugierig trat ich näher, und in der Plastikdose lagen mehrere herrliche Sommertrüffel.

Eben als ich meine Hand ausstrecken wollte, um die Qualität zu prüfen, knurrte es unter dem Tisch. Als ich meine Hand zurückzog, war Bello sofort wieder friedlich, guckte mich treudoof an und wedelte sogar mit dem Schwanz. Ich wertete das als Freundschaftsangebot, und noch einmal streckte ich meine Hand nach den Trüffeln aus. Diesmal zeigte mir Bello die Zähne, und sein Fell sträubte sich, als wollte er sagen: Nur gucken, nicht anfassen.

»Ist ja gut, ist ja gut«, hörte ich eine Stimme hinter mir, die anscheinend dem Trüffelverkäufer gehörte. Lachend und wortreich erklärte er mir, dass er nur eben einen Espresso trinken war, und Ludolfo, dabei zeigte er auf den Vierbeiner, würde dann immer auf die Trüffel aufpassen. Seine Spürnase habe sie gerade erst heute im sonnigen Morgentau erschnüffelt, und wenn ihnen jemand zu nahe komme, zeige er halt die Zähne.

Wie viele ich denn haben wolle? Ich kaufte ihm drei ab, und er begleitete mich in die Osteria seines Onkels Marco, der mir daraus eine köstliche Trüffelpasta zubereitete. Zusammen mit einem Gläschen roten Hausweins saß ich mittags um zwölf Uhr an einem kleinen Tischchen auf dem Bürgersteig und war glücklich über diese einmalige italienische Erfahrung, wie man sie in Rom wahrscheinlich nicht so leicht machen kann. Das süße Leben bescherte mir mein ganz persönliches Wunder von Civitavecchia. Und wieder einmal wurde mir klar, welche Perle sich in einer hässlichen Schale verbergen kann und dass ich aufgrund meines hartnäckigen Vorurteils gegenüber Civitavecchia beinahe das Beste verpasst hätte. Neben mir tafelte eine Großfamilie, und ein kleines Mädchen spielte unter dem Tisch mit ein paar Kieselsteinen, die sie immer wieder voller Staunen von allen Seiten betrachtete und ganz stolz ihrer Mama zeigte. Für dieses Mädchen war die Welt ein Wunder, das sich in einem Kieselstein offenbarte. Ein Steinchen mit einer langen Geschichte. Vielleicht schlief es seit 100 000 Jahren unter Wurzeln, oder es kam aus dem Meer?

Über das Meer fahren wir mit einem Kreuzfahrtschiff zu den spektakulärsten Orten dieser Welt: den Pyramiden in Ägypten, der größten Shoppingmall der Welt in Dubai, dem Empire State Building in New York, den Gletschern Spitzbergens und den rätselhaften Tempeln der Azteken, zu Tropenparadiesen und Traumstränden, zu heißen Geysiren in Island und zum Indian Summer in Kanada, zu Polarlichtern und Weißen Nächten, wir umrunden das Kap der Guten Hoffnung und überqueren den Atlantik. Das ist überwältigend, und ich liebe all das. Doch darüber möchte ich das Staunen nicht vergessen, auch über die kleinen Preziosen und Begebenheiten, die rechts und links der Straße liegen. Nicht selten sind das sogar die *wunder*schönsten.

Ahoi-Tipp für jede Welle

Um die kleinen Wunder aufzuspüren, dürfen wir die ausgetretenen Pfade des Denkens verlassen. Das braucht ein bisschen Mut und klappt nicht immer. Manchmal aber wartet als Belohnung ein kleines oder großes Abenteuer. Das macht eine Reise zu einem unvergesslichen Erlebnis.

Die Reise des Lebens

Wir sind nun weit gereist in diesem Buch, und ich habe Sie an meinen Abenteuern und Abgründen als Schiffsarzt teilhaben lassen. So ein Kreuzfahrtschiff ist wie die ganz große Welt, nur im Miniformat. Wie an Land wird auch auf den sieben Weltmeeren gelebt, gefeiert, geliebt, gestorben und immer wieder gestaunt. Wir Pflegekräfte, Notfallsanitäter und Ärzte sind an Bord, damit alle Menschen an Bord die Schönheit der Welt erleben können, auch wenn sie krank sind oder krank werden. Ob nun ein Gast in einer Himmel und Meer-Suite wohnt oder sich zwei Crewmitglieder eine Kabine auf Deck 2 teilen, eines haben sie gemein: Auf der kalten Seite des Stethoskops fühlt sich das Leben nicht gut an. Wir wissen das und tun im Hospital das Menschenmögliche. Wir reponieren Knochen und geben Medikamente, machen EKGs und nehmen Blut ab, spritzen Schmerzmittel und versuchen, Herzen wieder zu beleben. Doch ohne den Beistand der Natur geht es nicht. Neben gesundem Essen, Seeluft und Bewegung gibt es noch drei weniger bekannte, geheime Zutaten zu Gesundheit und Heilung, die aber wissenschaftlich längst belegt sind: Glück, innerer Frieden und Dankbarkeit.

Für die meisten Menschen ist es ein großes Geschenk, auf einem Schiff über die Weltmeere schippern zu dürfen, mit allem erdenklichem Komfort. Das macht sie dankbar und glücklich. Die Herausforderung kommt, wenn es mal nicht nach Plan läuft. Als wir an diesem Abend aus der alten Stadt ablegen wollten, war das nicht möglich. Windböen mit bis zu sechzig Stundenkilometern pfiffen durch den Hafen, und das sonst so friedliche

Tyrrhenische Meer schwappte mit so gewaltigen Brechern über die Hafenmole, als ob Poseidon uns einmal mit dem Badewasser ausschütten wollte. Die monströsen Ausmaße der Pier, dieses gewaltigen Bollwerks aus Beton, hatten einen guten Grund, und nun fand ich es nicht mehr hässlich, sondern war froh, dass es da war. Wieder einmal durfte ich die Perspektive wechseln und etwas dazulernen.

Das Ablegen an diesem Abend war gefährlich, und einer der Riesenpötte, der es trotzdem versuchte, knallte übel gegen die Pier und musste von Schleppern unterstützt werden. Das Meer ist ein guter Lehrer. Es lässt uns begreifen, dass es nicht immer so läuft, wie wir es wollen. Immer wieder einmal kommt es vor, dass ein Schiff wegen der vorherrschenden Wetterbedingungen nicht wie geplant ankern kann oder die Route ändern muss. Da hilft es auch nichts, sich an der Rezeption darüber zu beschweren. Wenn wir offenen Geistes bleiben, haben wir die Möglichkeit zu lernen, die Dinge so zu akzeptieren, wie sie sind. Ich gebe zu, das ist auch nicht immer meine Stärke. Aber wenn es gelingt, kommen wir nicht als diejenigen zurück, als die wir losgefahren sind, sondern um viele Erfahrungen und Erkenntnisse reicher.

Das gilt nicht nur für Urlaubsreisen, sondern auch für die Reise des Lebens. Sie ist für jeden von uns die Reise nach Hause. Zu Hause ist dort, wo das Herz ist. Ohne Herz ist Liebe nur ein Gedanke, und ohne Liebe wäre das Leben eine Reise ohne Hoffnung. In Homers Reise des Odysseus wird dieses Herz durch seine Heimatinsel Ithaka symbolisiert, die er nach vielerlei Irrfahrten und Dummheiten, aber mit viel List, Mut und Unbeugsamkeit schließlich doch erreichte. Angetrieben wurde er äußerlich von Wind und Welle und im Inneren von Liebe. Der berühmte griechische Lyriker Konstantinos Kavafis (1863–1933) beschreibt die Reise unseres Lebens, die Reise zum Bewusstsein des Herzens, in seinem Gedicht »Ithaka«.

Brichst du auf gen Ithaka,
wünsch dir eine lange Fahrt,
voller Abenteuer und Erkenntnisse.
…
Der Sommer Morgen möchten viele sein,
da du, mit welcher Freude und Zufriedenheit!
in nie zuvor gesehene Häfen einfährst;
…
Immer halte Ithaka im Sinn.
Dort anzukommen ist dir vorbestimmt.
Doch beeile nur nicht deine Reise.
Besser ist, sie dauere viele Jahre;
Und alt geworden lege auf der Insel an,
reich an dem, was du auf deiner Fahrt gewannst,
und hoffe nicht, dass Ithaka dir Reichtum gäbe.
Ithaka gab dir die schöne Reise.
Du wärest ohne es nicht auf die Fahrt gegangen.
…
Auch wenn es sich dir ärmlich zeigt, Ithaka betrog dich nicht.
So weise, wie du wurdest, und in solchem Maß erfahren,
wirst du ohnedies verstanden haben, was die Ithakas bedeuten.

Für heute gehe ich von Bord und wünsche Ihnen noch viele bezaubernde Reisen auf den Meeren dieser Welt! Und nicht vergessen, am Ende, ganz am Ende, wird das Meer in der Erinnerung blau sein!

Ahoi!

Dank

Mit der Flaschenpost schicke ich meinen tief empfundenen Dank über die Weltmeere zu den vielen Patienten, die meine Teams und ich an Bord behandeln durften. Möge sie meine Botschaft erreichen! Sie haben uns in schwierigen Zeiten vertraut, und wir durften so vieles von ihnen lernen.

Auch bedanke ich mich bei meinem lieben Freund Kapitän Jan F. Schubert, der das Manuskript auf nautische und maritime Untiefen geprüft hat, und allen Kolleginnen und Kollegen der *Mein Schiff*-Flotte auf See und an Land. Herzlichen Dank auch an die Gesundheits- und Kinderkrankenpflegerin Julia Winger für das Durchsehen der Kinderthemen.

Dem Goldmann Verlag danke ich für die langjährige Unterstützung und Betreuung bei der Publikation meiner Bücher, in diesem Fall der Lektorin im Bereich Sachbuch Isabella Jaross. Ganz besonders danke ich auch meinem Lektor Eckard Schuster für die gleichermaßen einfühlsame wie fundierte Überarbeitung des Manuskripts sowie meiner Co-Autorin und lieben Freundin Shirley Michaela Seul, die mich während meiner schriftstellerischen Odysseen immer wieder auf Kurs brachte.